助産師と研修医のための

産科超音波検査

改訂
第3版

帝京大学医学部産婦人科　梁　栄治 著

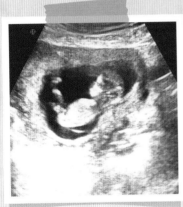
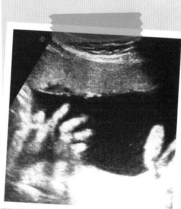
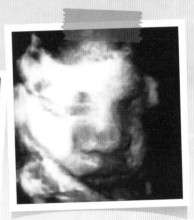

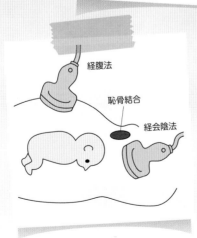

経腹法

恥骨結合

経会陰法

診断と治療社

はじめに

（第3版刊行にあたって）

　本書の初版が発行されてちょうど10年がたちました。今回，第3版の出版を迎えることができたのは，大変有難いことです。

　初版の「はじめに」に次のようなことを書きました。「現在，超音波検査ができるようになりたいという助産師が増加し，教えてほしいと依頼されます。しかし，実際に教えてみると，不安になることがあります。機器の操作法，胎児発育の測定法など技術的なことだけに関心を示すからです。超音波検査には，技術だけでなく知識が必要です。知識なく超音波検査をするのは，自動車の運転方法のみ練習し，交通ルールを軽視するのと同じで有害である場合さえあります。」

　この状況は現在も変わらず，さらに研修医にもあてはまります。しかし，これは無理からぬことです。医学の発達，臨床研修制度の変化により，彼らが要求されている内容は膨大な量になります。できるだけ省エネルギーでさまざまなことを習得する必要があるのです。また，その時その時に必要な細切れの知識をインターネットで得るという習慣をもっている世代でもあります。しかし，それでも，最低限の系統立った知識は必要で，結局，そのほうが役に立つ技術の習得につながります。

　第2版では「コミュニケーションツールとしての産科超音波検査」という項目を追加しました。今回の第3版ではさらに「経会陰超音波検査」という項目を新たに設けました。原稿を書きながら，経会陰超音波検査がとても助産師向きであることに気づきました。今後の助産業務を変える可能性があります。助産師にとって必須の知識，技術にすべきとまで考えるようになりました。また，産婦人科専門医にとっても，役に立つものです。「経会陰超音波検査」の項目を加えたのは，妻（助産師）の助言によるものです。この場を借りて感謝したいと思います。

　本書の目的は，産科超音波検査についての実用的な知識をコンパクトにわかりやすく解説することです。読者のお役に立てれば幸いです。

2021年3月

帝京大学医学部産婦人科　　梁　栄治

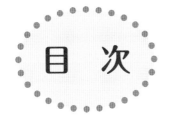

目 次

1 超音波検査の基礎

①1 超音波とは

　音は振動である。人間は空気の振動を音として聞いている。1秒間に何回振動するかを周波数といい、ヘルツ（Hz）で表現する。たとえば1秒間に10回振動があれば、10 Hz という。高い音（大きな音という意味ではない）は周波数が大きく、低い音（小さな音という意味ではない）は周波数が小さい。超音波とは、周波数が大きいために人間の耳で聞こえないほどの高音をいう。音の聞こえる範囲には個人差があり、加齢にしたがって高音が聞き取れなくなることもあるが、およそ2万 Hz 以上である。

　産科領域の診断に使用する超音波は数百万 Hz である。百万 Hz は1メガヘルツ（MHz）と表現されるので、産科領域の超音波は数 MHz である。

　周波数が MHz という程度の高い領域になると、気体を通過できない。これが超音波検査の弱点の一つで、肺や腸管など気体が存在する部位の観察ができない。この点、胎児は水中にいるため、観察対象として適している。腹部からの検査の際に、ゼリーを塗布するのは、滑りやすくするというだけでなく、間に空気が入らないようにするためである。また、尿をためてもらうのは、充満した膀胱で、ガスの入った腸管を頭方に圧排し、液体である尿を通して子宮や卵巣を観察するためである。子宮が大きくなった妊婦では、最初から腸管が頭方に圧排されており、また経腟法では、間に腸管が介在しないため、尿をためる必要がない。経腟法でラバーにゼリーを入れるのも、空気を排除するためである。

①2 超音波検査法の原理

1. 反射法

　音が反射する性質を利用している。たとえば登山で対面の山の壁に向かって「ヤッホー」と叫び、山の壁で反射し、2秒後に「ヤッホー」というやまびこが返った場合、音の速さが秒速340m とすると、行くのに1秒、返ってくるのに1

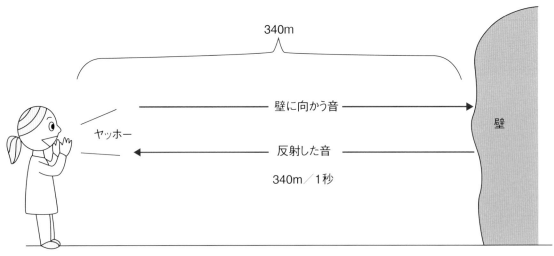

図1 音の反射

秒ということで，壁までの距離は 340 m ということがわかる（**図1**）。超音波検査の場合，装置のプローブから超音波が照射され，これが生体内の「何か」で反射し，プローブに戻ってきて感知すると，「何か」までの距離がわかることになる。これを反射法という。したがってプローブは超音波を照射するところでもあり，返ってきた超音波を感知するところでもある。なお，生体の軟部組織内の超音波の速度は秒速約 1,500 m である。

Column ①

超音波の反射法に対するエックス線の透過法

レントゲン検査はエックス線が照射され，生体内を通り抜け，反対側の感光板で感知される。生体内の組織によってエックス線の通り抜けやすさが異なり，この差を利用して画像にしている。これを透過法という。したがって，照射する装置と感知する装置は別々である。これに対して超音波検査のプローブは超音波を照射するところでもあり，反射してきた超音波を感知するところでもある。

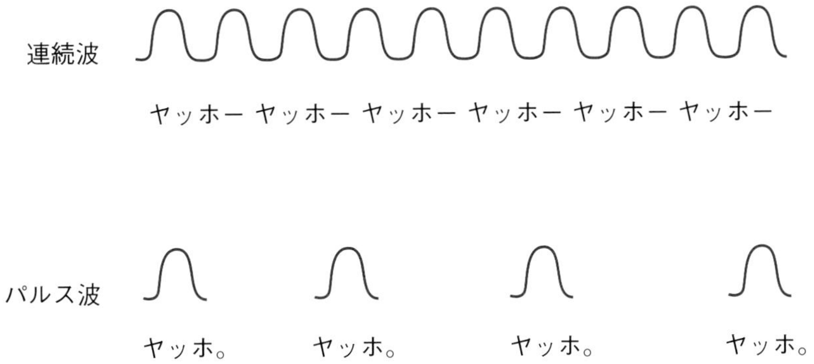

連続波 〜〜〜〜〜〜〜〜〜〜〜〜〜〜〜〜〜〜〜

ヤッホー ヤッホー ヤッホー ヤッホー ヤッホー ヤッホー

パルス波 ⌒ ⌒ ⌒ ⌒

ヤッホ。 ヤッホ。 ヤッホ。 ヤッホ。

図2 連続波とパルス波

2. パルス波

　診断装置における超音波は連続的ではなく，短い超音波が断続的に照射されている。やまびこの例でいうと，「ヤッホーヤッホーヤッホー」ではなく，「ヤッホ。…………ヤッホ。…………ヤッホ。…………」ということになる。これをパルス波という（**図2**）。「ヤッホ。」という1つのパルスを照射し，この「ヤッホ。」というパルスが返ってくることで，反射するものまでの距離がわかるわけである。連続的な照射ではどの「ヤッホー」かの区別ができず距離がわからないということになる。

3. スキャン

　超音波パルス波の反射法を用いて画像を作成するためには，超音波を照射する場所を少しずつ移動させる必要がある。これをスキャンという。やまびこの例でいうと，「ヤッホ。」と叫んで，ある1か所の山の壁までの距離を測定した後に，別の場所まで移動して，また「ヤッホ。」と叫び，山の壁の別の場所までの距離を測定することに相当する。これを多数の箇所で行うことで，壁の形がわかるということになる（**図3**）。現在，多くの機器は，1つのプローブに超音波を発生する多数の振動子を配置し，これらが順番にパルス超音波を照射する電子スキャンという方式をとっている。これに対し，プローブの中で振動子が移動しながらスキャンする方式をメカニカルスキャンとよぶ。

POINT 超音波検査はパルス波を使用した反射法をスキャンしている。

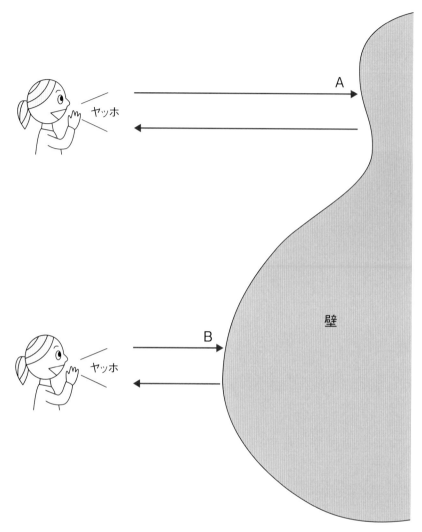

図3 スキャンの原理
山の壁のAまでの距離を測定した後に，別の場所に移動して壁のBまでの距離を測定する。これを多数の点で行うと，壁の形がわかる。

4．Bモード画像

　超音波パルス波の照射をスキャンしながら行い，これを画像にする。全体が暗い画像を背景としておき，反射波が返ってくるまでの時間が長かった点はプローブから遠くの場所に明るい点を表示，時間が短かった点はその時間に応じてプローブから近くの場所に明るい点を表示する。これによって超音波を反射する構造物の形が明るい線として画像となる。

　なお，反射波の強い点は明るさを強く表示し，反射波が弱い点は弱く表示する。超音波の画面上，暗い部分は超音波を反射するものがない，言い換えると音

響的に均一の部分であり，明るい部分は超音波を反射するものがあるということになる。たとえば，羊水，胎児の胃の中，膀胱の尿などは，音響的に均一で反射するものがないため，画像上は暗くなる。別の例として，羊水中を通過した超音波が，音響的に異なる胎児の頭の骨で反射されると，頭の表面の形が明るく表示される。液体が黒く，固体が白く表示されると誤解している人が多いが，超音波の反射のないところは暗く，反射のあるところは明るく表示されるというのが正しい。たとえば，羊水中に超音波を反射する浮遊物があれば，明るい浮遊物が表示される。画面上暗い，または黒い部分を低(輝度)エコー，明るい，または白い部分を高(輝度)エコー，また，完全に暗い部分は無エコーと表現する．以上の画像の作り方をBモード表示といい，超音波検査の最も基本的な方法である。Bモードの B は brightness の頭文字を示す。

POINT 超音波の反射のない場所は暗く(低(輝度)エコー)，反射のある場所は明るく(高(輝度)エコー)表示される。

⑬ 超音波の安全性

診断用超音波はエックス線などと比較して，極めて安全性が高いといってよい。しかし，強力な超音波を照射して，前立腺の腫瘍や子宮筋腫を治療する方法があることからわかるように，生体作用が存在する。したがって，安全性について留意する必要があり，知識なく無制限に使用してよいわけではない。超音波の生体作用は主に加熱作用とキャビテーションとよばれる作用からなる。

1. 加熱作用

音はエネルギーを持っているため，超音波の照射により組織の温度が上昇する。上昇の程度は超音波のエネルギー，照射時間や冷却する血流の量による。また組織によっても異なり，骨の表面などは上昇しやすい。超音波照射の動物実験で42度まで上昇させると胎仔の脱脳が起こっている。発熱している妊婦の検査の際には，さらに照射部位の温度を上昇させるという観点から，配慮が必要との意見もある。

2. キャビテーション作用

空洞化現象ともよばれる。超音波が通過する時は，陽圧と負圧が交互に生じるが，この負圧の際に微小な真空または気体の空洞が生じ，周囲に物理的な影響を与える現象である。また，この空洞が崩壊する際に化学反応を起こす。起こりや

すさは平均的なエネルギーではなく，瞬間的な最大の負圧に依存する。診断用の超音波で人体にキャビテーションが起こることは考えにくいと思われるが，不明な点も多い。なお超音波造影剤はキャビテーションを起こしやすくする。

3. 安全性についての現状

　超音波検査は世界中で普及し，非常に多数例で施行されているが，検査によって障害が生じたという明らかな例の報告はない。また多くの疫学的研究がされているが，例外的なものを除き，そのほとんどは診断用超音波の安全性を支持している。したがって，診断用超音波が極めて高い安全性を持つことは間違いない。しかし最近でも，診断用超音波を長時間照射したところ，マウス胎仔の脳細胞の発達に影響を与えたという論文が 2006 年に発表されている[1]。また，パルスドプラ法など新しい手法の開発に伴い，診断用超音波の強度が増加している傾向があることや，胎児の顔の写真が欲しいなどといった本来の目的とは違う使用法への要求の高まりなどの問題はある。疫学的研究は，B モードを中心とした比較的短時間の超音波検査は安全であるということを保証しているだけである。現在の超音波機器は，超音波の強度が表示され，ユーザーすなわち検者がそれを認識したうえで検査を施行することになっている。強度としては以下のものが超音波画像に表示されている。

TI = Thermal Index：加熱作用の強さを示す。数字は組織内で上昇しうる温度を示している。
MI = Mechanical Index：キャビテーションの起こりやすさの指標を示す。

　米国の超音波医学会は as low as reasonably achievable（ALARA）という概念を推奨している[2]。これは "必要な情報は十分に得るべきであるが，なるべく少ない診断用超音波の照射で行う" という意味である。妊娠初期に不必要な血流計測をする，娯楽的な目的で長時間の超音波を照射するといったことは，避けるべきかもしれない。日本超音波医学会では，連続超音波では 1 W/cm^2，パルス超音波では空間的に最強の部位で時間平均として 240 mW/cm^2 以下を一つの安全基準として提唱している[3]。

 POINT　超音波検査は ALARA で行う。

経腹法，経腟法および経会陰法

　産科領域の超音波検査は腹部から行うものと腟から行う場合が多い。また最近では経会陰法も注目されている。実際には経会陰というより，経外陰というほうが位置的に正しいが，経会陰という用語が使用されているため，本書でも経会陰法という用語を使用する。

　腹部から行う場合はいくつかの形のプローブがあるが，産科領域では扇型をしたコンベックスとよばれる形のものが頻用される。経会陰法には腹部と同じプローブが使用可能である。経腟法は細長い形状の経腟用プローブを使用する。

　腹部，会陰からの検査は周波数が 3 ～ 5MHz の超音波が使用されている。経腟法はその 2 倍程度の高さの周波数である。周波数が高いと解像度が向上する。解像度とは 2 つの点が，どのくらい近づいても 2 つとして認識できるかという性能のことを示す。つまり，どの程度細かく見えるのかということを意味する。周波数が高いと解像度が向上しより細かく見えるということになる。しかし，高い周波数の超音波は，組織を通過する際に減衰しやすいため，プローブから遠いところは見えない。広い範囲を見るためには低い周波数，プローブから近い範囲を細かく見るためには高い周波数が適している。

経腹法
①腹部全体の観察に適している。
②経腟法に比較して解像度は落ちる。
③妊娠の初期では，膀胱に尿をためてガスを含む腸管を頭側に圧排する必要がある。妊娠中後期には大きな子宮が腸管を圧排してくれるのでその必要はない。

経腟法
①腟から近い部位しか見えない。
②解像度がよい。
③尿をためる必要がない。
④器具を腟に挿入するため，助産師の立場では施行しにくい。

経会陰法
①経腹法と同じプローブを使用する。
②分娩の進行を観察できる。また妊娠中の頸管長測定が可能である。
③助産師の立場で施行できる。
　したがって，胎児の観察には，妊娠初期は経腟法，中期以降は経腹法が用いられることが多い。時期によらず頸管周辺の詳細な観察は経腟法が適している。ま

た経会陰法を用いると分娩の進行を観察可能で，妊娠中の頸管長を測定できる。

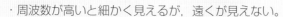

- ・周波数が高いと細かく見えるが，遠くが見えない。
- ・胎児の観察には，妊娠初期は経腟法，妊娠中後期は経腹法が適している。
- ・頸管の詳細な観察は経腟法が適している。
- ・経会陰法で分娩の進行が観察できる。

①⑤ 超音波検査の実用的な知識

1. 原理的な事項

①診断用超音波は空気を通らないので，成人の腸や肺は観察しにくい。幸い胎児は水中にいるため観察しやすい。腹部にゼリーを塗る理由はプローブと皮膚の間に空気が介在しないようにするためである。

②骨では超音波の反射が強い。胎児の骨は石灰化が弱いので反射は弱いが，成熟して石灰化が進行すると骨の向こう側は観察しにくくなる。

③画像上黒い部分は音が反射せずそのまま通過しているところで，白い部分は音が反射しているところである。液体が黒く固体が白いと誤解している人が多い。

2. 実践的な事項

　超音波検査装置には多くのスイッチやつまみがあり，機械が苦手という人にはとっつきにくいかもしれないが，B モードについて，調節すべきことはそれほど多くない。

①周波数が高いほうが細かく見えるが，広い範囲は見えない。

②画面全体の明るさを調節する。(つまみの多くはディスプレイについている)

③見たいものにあわせて画面の大きさを調節する。(拡大，縮小，depth などと書いてあるつまみ)

④見たい深さにフォーカス(超音波が密になる部位)を合わせる。(focus と書いてあるつまみ，フォーカスされる部位は画面の右端あるいは左端に三角や半円のしるしで表示される)

⑤見やすいゲイン(輝度)にする。(全体のゲインを調整するつまみと深さごとに調節するものがある)

⑥産科用のプレセット(産科用の条件設定)がある場合はその設定にする。

⑦心臓など早い動きを見る時は，フレームレート（1秒間につくる画像数）を高くする。（フォーカスを1か所にしてなるべく近い位置に心臓だけを表示する）

　操作がわからない場合は，実際に使用する機器メーカーの担当者に一度教えてもらうとよい。たいてい機器に連絡先の名刺などが貼りつけてある。初心者は懐中電灯で何かを捜しているようにプローブを動かす人が多いが，あくまで断面（切り口）が表示されるということを意識してやるとよい。

16　通常超音波検査と胎児超音波検査

　現在，産科超音波検査は，主に妊婦健診時に行われる通常の超音波検査と胎児形態異常診断を目的とした胎児超音波検査の2つに分けて考えられている。助産師や研修医が胎児形態異常を積極的に診断する機会はあまりないと思われるが，検査に慣れてくると，偶然に胎児の形態異常に気がつく可能性はありうる。このような場合にどのように対処したらよいかということについては，前もって考えておいたほうが無難である。

　一例をあげる。胎児の顔を見ている時に偶然，口唇裂に気づくことがある。妊婦本人や家族は超音波検査を異常が見つかる可能性のある検査としてではなく，楽しみなものといった程度の認識で来院することが多いため，この場合の対応は難しい。妊娠中に説明すると「分娩まで知りたくなかったのに」，分娩後に説明すると「妊娠中にわからなかったのか」という反応が実際に起こる。

　現在，胎児超音波検査は出生前診断の1つとして位置づけられている。羊水検

Column ②

●●●● 楽しむための超音波検査 ●●●●

　米国の映画俳優が，自宅で胎児を見ることを目的に超音波機器を購入したという話がある。本来，検査は病気の診断のために仕方なくやるもので，苦痛を伴うものも多い。産科の超音波検査は，本来の目的以外に楽しむためという側面が出てきたのは確かである。「今日の先生は写真をくれなかった」というクレームがつくこともある。顔を見せる，性別を見せるというのは，例えていうなら自動車運転中の携帯電話みたいなもので，注意がそちらにばかり行き，ついうっかり重要なことを見落とすこともある。勤務が過酷なために産科医療が崩壊するなかでそんなことが必要かという疑問，医療はサービス業であるといった背景，また一方，超音波検査を見ると親子関係によいという意見，少子化という時代背景，自費診療であるということ，しかし公的な税金からの助成もあるという妊婦健診で，どうすればよいのかなどを考えると，実はなかなか奥深い問題である。

査や母体血を用いた出生前遺伝学的検査（NIPT）などの出生前診断は，検査自体を受けるかどうかも含めカウンセリングをしたうえで，妊婦本人や家族の希望に沿って施行される。胎児超音波検査も，これに準じて，胎児異常をすべて知りたいのか，限定的なものだけ知りたいのか，まったく知りたくないのかといったことを，前もって書面で希望を確認したうえで施行することが，トラブルを防ぐ有効な手段である。

2 妊娠初期の超音波検査

　妊娠 11 週ごろまでの超音波検査は，ほとんど経腟法で施行される。経腹法で観察されるのはおよそ妊娠 12 週以降である。したがって，ここでは経腟法を中心に超音波検査について解説する。妊娠初期に観察すべき主な事項は以下のとおりである。

①正しい部位に妊娠しているか。
②胎児の心拍を認めるか。
③胎児の大きさと妊娠週数の関係は正しいか。
④単胎か多胎か。
⑤児の重大な構造異常はないか。
⑥子宮や卵巣の形態に異常がないか。

 POINT　子宮内に心拍のある普通のサイズの赤ちゃんが 1 人か。

経腟法の落とし穴

　経腟法は近くにあるものはよく見えるが，遠くにあるものは見えない。したがって，むしろ触診で簡単に触知できるような大きい腫瘤を見落とすようなことがある。また，卵巣の皮様嚢腫など，超音波の反射が強いものも見落としやすい。胎児を 1 人みつけると，そこにだけ集中して多胎を見落とすこともある。内診をおろそかにしない，まず骨盤内全体をスキャンするといったことを習慣にすることが大切である。

②① 妊娠初期の超音波検査を理解するために

1. 経腟法の実際

　「1-4. 経腹法，経腟法および経会陰法」(p.7)で述べたように，妊娠初期は経腟超音波検査が頻用される。まず，経腟法の実際の手順を述べる。

①検査は内診台で行う。検者は通常の内診を行う場合の位置で，超音波装置は検者の左，患者の右足の近くに置くことが多い。経腟用のプローブを右手に持って操作し，左にある画面を見ながら，左手で本体のボタン操作などを行う形となる。

②患者を内診台に乗せる。尿をためる必要はない。むしろ膀胱が充満していると，子宮が背側あるいは頭側に偏移し，画像が得にくい例がある。また腹部から触診しながら診察する必要がある場合に障害となるため，排尿後がよい。

③腟鏡診を行う。出血の有無，頸部の位置などを確認する。

④経腟プローブに超音波検査用のゼリーを塗布し，ラバーをかぶせる。ラバーとプローブの間に空気が入らないようにする。

⑤プローブを腟内に挿入する。

⑥超音波検査を施行する。まず周波数の低い5 MHzで広い範囲全体を概観し，細かく見たい部位は7.5 MHzあるいはそれ以上の周波数の超音波で観察する。検査終了時に画像をフリーズする。

⑦プローブを抜去する。

⑧腟鏡診を行い，出血のないことを確認する。

2. 経腟法の画像の特徴

　経腟法の画像は，初心者にとってはとまどうことが多い。以下にその理由を述べる。

①プローブの向いている方向と画像の表示する方向が違う。実際にはプローブは水平に近い状態で検査が行われるが，画像上はプローブが地面を向いている形で表示される。現実と画像の間でズレが起こることになる(図4)。

②近くしか見えないので全体像が把握しにくい。経腟法は周波数が5 MHz，6 MHz，7.5 MHz(機種によってはさらに高い周波数)と切り替え可能なものが多い。周波数が低いほうが，遠くまで見えるので，まず5 MHzで全体を広く観察し，オリエンテーションをつけるようにするとよい。

③プローブは先端が半球の形などの棒状になっていながら，扇状にスキャンされている。このため，棒状のプローブを少し回転させただけで，全く違う像とな

A：実際のプローブの方向　　　　　　B：超音波画像方向

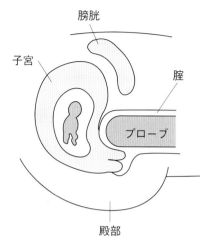 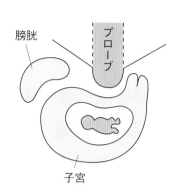

図4　経腔超音波検査における画像の方向
A：妊婦の右から見た実際のプローブの方向を示す
B：経腔超音波のモニターに現れる画像

ることが，感覚的にわかりにくい（**図5**）。最初に挿入する際のプローブの回転方向を，スキャンの扇形が垂直で，画面に向かって左が患者の腹側になるように決めておくとよい。

④子宮が前屈でプローブが前腟円蓋に挿入された場合と，後屈で後腟円蓋に挿入された場合で，画像が反対になる（**図6**）。

⑤初心者にとって予想以上に画像が大きい。

 経腔法は扇状にスキャンされ，画像はプローブが地面を向いたように表示される。

3. 非妊娠時子宮の経腔法による超音波像

妊娠初期の超音波検査の前提として，非妊娠時の子宮の超音波像を理解する必要がある。

子宮の全体像は縦断像で観察される。子宮は，体部，峡部，頸部の3つに区分される。体部の内膜は月経周期により変化が大きい。排卵した後，分泌期の内膜は高輝度エコーの長楕円形となる（**図7**）。妊娠すると，この高輝度エコーの内膜の中に胎児を包みこむ胎嚢（gestational sac：GS）が出現する。

プローブの回転　　　　　　　　超音波画像

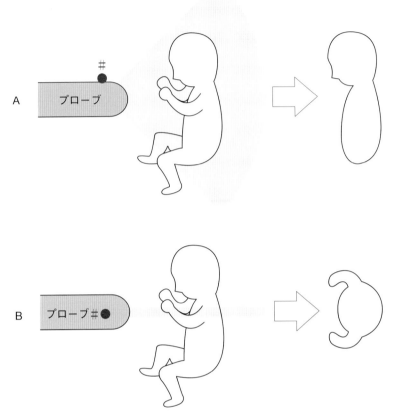

図5　プローブの回転と画像

A では胎児の縦断像が描出されているが，プローブが 90 度回転すると，B のように
横断像となり，全く違う像が描出される。
#●：プローブの回転を表すために便宜的につけたマーク

❷❷ 妊娠初期の正常所見

　　現在は尿中のヒト絨毛性ゴナドトロピン（human chorionic gonadotropin：hCG）
を利用した妊娠反応が鋭敏であり，妊娠 3 週末から妊娠を判定できる。これに対
して経腟超音波で妊娠の判定ができるのは，妊娠 4 週に入ってからである。この
時点での超音波による妊娠の診断は，胎嚢を子宮体部内膜内に確認することによ
る。妊娠の進行につれて，およそ次のような順番で超音波画像上の変化が起こる。

実際の操作

超音波画像

A：前傾子宮

子宮

プローブ

殿部

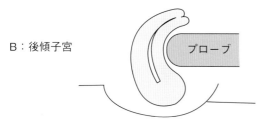

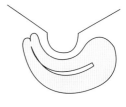

B：後傾子宮

プローブ

図6 前傾子宮と後傾子宮
A：前傾子宮で，プローブは前腟円蓋に挿入されている。
B：後傾子宮で，プローブは後腟円蓋に挿入されている。

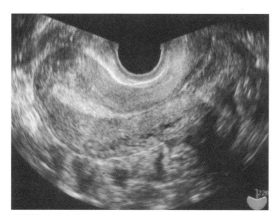

図7 非妊娠時子宮の縦断像（分泌期）

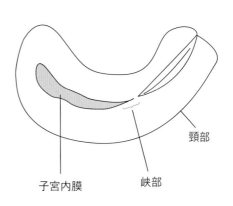

頸部

子宮内膜

峡部

①胎嚢（gestational sac：GS）が出現する：妊娠 4 〜 5 週

②胎嚢内に卵黄嚢（yolk sac）が出現する：妊娠 5 週ごろ

③卵黄嚢に接して胎芽が出現し，心拍が確認される：妊娠 5 〜 6 週

④胎児としての形態がはっきりしてくる：妊娠 7 週以降

 POINT 胎嚢，卵黄嚢，心拍，胎児の順番で見えてくる。

以下，妊娠週数による超音波画像の変化を概説する。

1. 妊娠 4 〜 5 週の超音波所見

脱落膜化した子宮内膜が，高輝度なエコー像として子宮体部中央に存在し，その中に着床した胎嚢が袋状に観察されるようになる。胎嚢内は画面上暗い無エコーで，周囲は高輝度な帯に包まれている。この高輝度の帯は white ring とよばれる（**図 8**）。子宮内の正しい場所に胎嚢が確認されれば，異所性妊娠（子宮外妊娠）はほぼ否定できる。注意点としては，子宮の内腔に液体が貯留して，胎嚢様に見える場合がある。これは偽胎嚢（pseudo GS）である。胎嚢様の構造物が子宮内膜内に存在すれば真の胎嚢であり，内腔に存在すれば偽胎嚢であるが（**図 9B**，p.25 **図 15B**），鑑別困難なことが多い[4]。この場合は経過を観察し，大きくなっ

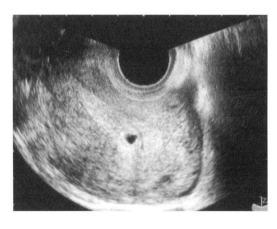

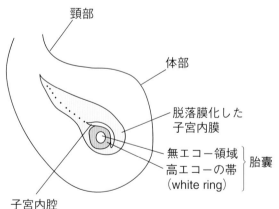

図8 **妊娠 5 週**
脱落膜化し肥厚した子宮内膜内に，胎嚢を認める。胎嚢は，子宮内膜よりわずかに高輝度の絨毛膜に包まれている。よく見ると，低エコーで弯曲した子宮内腔も認められる。

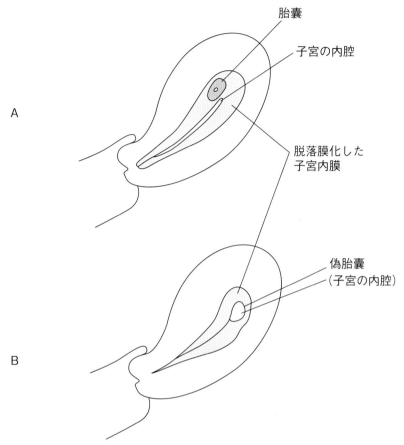

A

B

図9　真の胎嚢と偽胎嚢
A：真の胎嚢は脱落膜化した子宮内膜内に着床している。
B：高輝度で肥厚した子宮内膜と内膜の間にある子宮の内腔に液体が貯留すると，一見，white ring のように見える。これが偽胎嚢である。

ていくことや，卵黄嚢が出現してくることで，真の胎嚢と判断できる。また例外的なことではあるが，子宮内妊娠が確認されても，同時に子宮外に妊娠している場合もある。この内外同時妊娠は，自然妊娠では数万例に1回と非常にまれであるが，体外受精ではそれほどまれでなく発生する。

2．妊娠5〜6週の超音波所見

　胎嚢内に卵黄嚢（yolk sac）が現れる（図10）。卵黄嚢はほぼ円形で内部は無エコーである。これが確認されれば，真の胎嚢と断定できる。卵黄嚢の大きさは妊娠5〜6週で3 mm，10週で4 mmとあまり大きさに変化はない。10週を超えると次第に小さくなる。妊娠5週の後半になると，卵黄嚢に接して小さな高輝度の

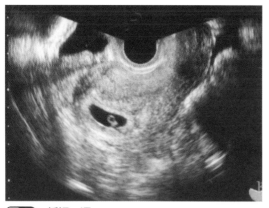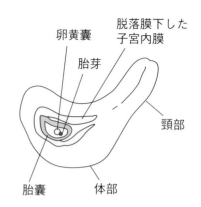

図10　妊娠6週

胎嚢内に，円形で内部が無エコーの卵黄嚢を認める。卵黄嚢の一部が肥厚，突出して見えるが，これが胎芽である。この時点で児の心拍が確認される。

突起物様のものが現れる（**図10**）。これが胎芽で，この時点で胎芽に心臓の動きが確認される。

3. 妊娠7週以降の超音波所見

　胎芽は次第に長楕円形に大きくなり，その後，頭と体幹が分かれて，形態がはっきりとしてくる。妊娠8週になると，上下肢の突起物が見えるようになる。頭部内には脳胞を認める。胎児を包む羊膜も観察され，卵黄嚢は羊膜の外に存在する（**図11**）。また体全体をバウンドさせるような早い運動を示すようになる。妊娠9週以降では，頭部に正中線エコーが現れ，高輝度な脈絡叢が観察されるようになる（p.21 **図14**）。**図12**は妊娠10週の胎児で，形態的にはほぼ完成されている。

❷❸ 胎児の大きさと妊娠週数

1. 胎児の大きさで妊娠週数を修正する場合

　最終月経から妊娠週数を計算するのは，最終月経開始日から14日目に性交渉と排卵があって妊娠したと仮定している。しかし実際には，違うタイミングで妊娠する場合も多く，最終月経からの計算では不正確となる。したがって，こうした例では，超音波検査での胎児の大きさをもとに妊娠週数と予定日を決定したほうが正確である。排卵日や妊娠した性交渉の日がはっきりしている場合は，この日を2週0日として週数と予定日を決定する。

　排卵日や妊娠した性交渉の日がはっきりせず，最終月経から計算される週数と

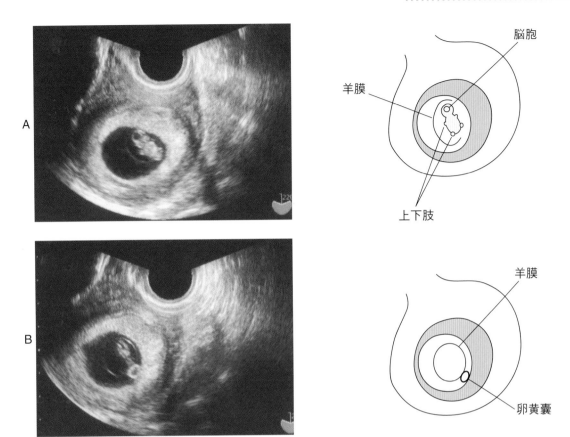

脳胞

羊膜

上下肢

羊膜

卵黄嚢

図11 **妊娠8週**
A：約1.5cmの児を認める。児頭内に脳胞，上下肢の突起がある。
B：卵黄嚢を羊膜外に認める。

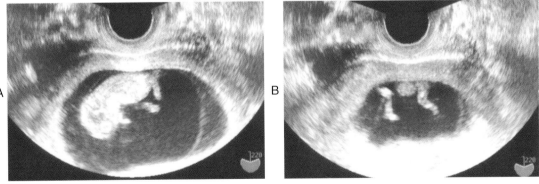

図12 **妊娠10週**
A：約3cmの胎児。
B：手足がはっきりしている。

排卵日，妊娠した性交渉日が特定できない場合，妊娠初期の胎児の大きさで妊娠週数と予定日を確定する。

胎児の大きさから推定される週数がずれている場合，従来は1週間以上ずれている場合に超音波検査計測上の胎児の大きさに合わせて週数を修正していた。しかし2020年の『産婦人科診療ガイドライン―産科編2020』では，超音波計測によって推測される週数を優先することになった[5]。

　また，胎児の大きさで妊娠週数を決定するのは，胎児の大きさの個体差が小さいということが前提となる。妊娠週数が進行すると，胎児の大きさの個体差が広がるため，大きさのみで週数を決定することは適当でない。したがって，胎児の大きさで妊娠の週数を決定するのは，
①排卵日，妊娠した性交渉日がともにはっきりしない。
②妊娠初期である。
の条件を満たしている場合である。

2. 胎児の頭殿長（crown rump length：CRL）による妊娠週数の推定

　妊娠7週ころから，胎児の頭部と体幹がはっきりと区別可能になってくる。この時点で，頭殿長とよばれる胎児の頭から殿部までの長さで妊娠週数を推定できる。成人で測定する座高に近い。頭殿長で妊娠の週数を修正するのは，妊娠8週から妊娠12週頃までの大きさで行うのが適当である。頭殿長の測定法の実際を図13に示す。この間，頭殿長は1週間に約1cmずつ増加する。およそ9週で2cm，10週で3cm，11週で4cmとなるので覚えやすい。

 CRLは9，10，11週で，2，3，4cm。

3. 胎児の児頭大横径（biparietal diameter：BPD）による妊娠週数の修正

　妊娠11週を超えると，胎児が体を屈曲，あるいは伸展させている程度によって，頭殿長の差が大きくなるため，これで週数を推定することは適当ではなく，児頭の大きさによって行う。児頭の大きさの測定は横径を用いる。児頭大横径の測定の実際を図14に示す。後述するように，妊娠中後期の児頭大横径の正確な測定にはいくつか条件があるが，週数の推定をする妊娠初期では，最も大きいと思われる部位の横径を測定していれば，実用上は問題ない。

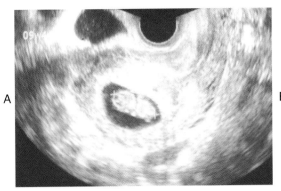 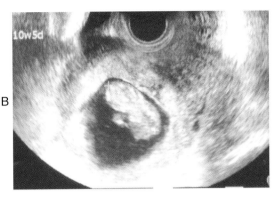

図13 頭殿長(CRL)の測定

A：妊娠9週　CRL 24 mm
B：妊娠10週　CRL 34 mm

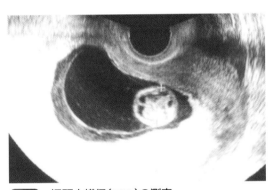 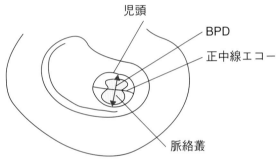

図14 児頭大横径(BPD)の測定

妊娠11週の胎児のBPDを測定している。

> **POINT** 妊娠11週以降はBPDで週数を推定する。

　また，妊娠週数を修正する場合，1週間以上間隔をあけて2回以上測定した結果を用いるようにしたほうがよい。

❷❹ 稽留流産(missed abortion)

　妊娠22週未満に妊娠が中断するのが流産である。この中で日常的によく遭遇し，超音波検査が診断上重要な役割を持つのは，妊娠初期の稽留流産である。稽留流産とは，胎児または胎芽が生存していない状態で無症状で子宮内にとどまっている状態である。そのままにしておくと，いずれ進行流産として出血，下腹痛などの症状が出現し，子宮内容物が排出される。生存していないことは，心拍が

ないこと，あるいは発育がないことから診断される。胎児の心拍は経腟法では，妊娠5〜6週より観察される。したがって，妊娠7週を超えていることが明らかであるにもかかわらず，経腟法で児の心拍が認められなければ，流産と診断される。また，胎芽または胎児の形がはっきり見えているのに，心拍が見えない場合も流産と診断できる。胎嚢内に胎芽，胎児が見えず，1週間以上胎嚢の大きさが増大しない場合も，流産である。なお，胎嚢出現以前の流産である chemical abortion については，次の異所性妊娠（子宮外妊娠）の項で解説する。

> **POINT**
> 心拍または発育がない場合に稽留流産と診断。
> 1. 妊娠7週を超えているのが明らかなのに，経腟法で胎嚢内に児の心拍がない。
> 2. 胎芽，胎児がはっきり見えているのに，心拍がない。
> 3. 胎嚢内に胎芽，胎児が見えずに，1週間以上胎嚢の大きさが増大しない。

　流産は，診断が遅れた場合に母体に重大な危険があるというものではない。また，早期に診断することが最終的な転帰を変えるものでもない。逆に，早く診断しすぎて，正常妊娠を稽留流産と診断すると中絶してしまうことになりかねない。筆者自身も，他院で流産と診断されたといわれて来院し，児の心拍を認める例を複数回経験しているし，似たような例があることを聞いている。正常妊娠を稽留流産と誤診し，中絶に至った例は実際に存在すると思われる。妊婦，患者にはこの点をよく説明し，慎重に100 %の確信を持って診断することが望まれる。

> **POINT**
> 稽留流産は早期に診断するよりも，慎重な診断を100 % 間違いなく行う。

❷⑤ 異所性妊娠（子宮外妊娠）

　異所性妊娠（子宮外妊娠）を否定することは，妊娠初期の超音波検査で最も重要な事項の一つである。
　「2-2 妊娠初期の正常初見　1. 妊娠4〜5週の超音波所見」（p.16）で述べたように，子宮内外同時妊娠は非常にまれであるため，子宮内に胎嚢を認めれば，異所性妊娠（子宮外妊娠）はほぼ否定できる。したがって，異所性妊娠と正常妊娠の鑑別は，子宮内に胎嚢を認めない場合に必要となってくる。この鑑別には，超音波検査以外に妊娠反応の強さ，つまり hCG の定量が重要となる。

妊娠反応陽性にもかかわらず子宮内に胎嚢を認めない場合

　大きな子宮筋腫を合併している場合などを除いて，妊娠しているのにもかかわらず通常の形態の子宮内に胎嚢が見えないのは，子宮内に妊娠しているが小さいため見えないか，子宮内に妊娠していないかのどちらかである。小さいため見えないのは，時期が早すぎるか，育っていないかのどちらかである。時期が早すぎるから見えないのは正常妊娠，育っていないから見えないのは流産，子宮内に妊娠していないのは異所性妊娠（子宮外妊娠）ということになる。この鑑別のためには慎重に経過を追うことが重要となる。なお，超音波で見える大きさまで育たずに早期に流産しているものを chemical abortion（chemical：化学的，abortion：流産）という。

　妊娠反応陽性で子宮内に胎嚢を認めない場合。
1. 正常妊娠：子宮内に妊娠しているが，早すぎるため小さくて見えない。
2. 流産（chemical abortion）：子宮内に妊娠しているが，育っていないので小さくて見えない。
3. 異所性妊娠（子宮外妊娠）：子宮内でないところに妊娠している。

1. 早すぎるために見えない正常妊娠

　「2-2 妊娠初期の正常所見」（p.14）で述べたように，尿を用いた妊娠反応は鋭敏で，妊娠3週末から妊娠を判定できる。これに対して，経腟超音波で妊娠の判定ができるのは，妊娠4週に入ってからである。したがって，妊娠反応陽性でありながら，超音波で胎嚢が見えない時期が存在する。最近では薬局で簡単に妊娠反応検査のキットが手に入るため，この胎嚢の見えない時期に医療施設を受診する妊婦が少なくない。この場合には1週間後に再検すると胎嚢が出現してくる。

　また，妊娠したばかりなのでこの時点での hCG を定量すると低い値で，妊娠が進行すると増加する。明らかに妊娠5週以降であるにもかかわらず胎嚢が見えてこない場合は，流産や子宮外妊娠の可能性が強くなる。また，尿中の hCG が1,000 IU/L 以上であるにもかかわらず，胎嚢が見えない場合は子宮外妊娠の可能性が高い。

　明らかに妊娠5週後半で胎嚢が見えなければ，正常妊娠は考えにくく，尿中hCG が 1,000 IU/L 以上で胎嚢が見えなければ，異所性妊娠（子宮外妊娠）の可能性が高い。

2. 子宮内に妊娠しているが，育っていないので小さくて見えない流産

ある程度妊娠が継続してからの流産の場合は，子宮内に胎囊が見えるが，そこまでいかないで流産する場合もまれではなく存在する。これを chemical abortion という。この場合，経過を追っても胎囊は出現せず，また hCG の値は低く，増加もしない。

3. 異所性妊娠（子宮外妊娠）

明らかに妊娠 5 週の後半以降でありながら，胎囊が見えない場合は正常の妊娠とは考えにくい。この場合，hCG が低ければ流産（chemical abortion）の可能性が高いが，hCG が高い，あるいは上昇してくるような場合は異所性妊娠の可能性が高い。子宮内に妊娠しなくても，子宮の内膜は脱落膜化し，超音波像として高輝度で厚い内膜が見える。このため，子宮内腔に少量の出血などが貯留すると，高輝度の内膜が周囲に存在するため，一見 white ring のように見えて，胎囊と間違える偽胎囊がある可能性に留意する（p.17 図 9B，図 15B）。

また，子宮外に胎囊が見えれば異所性妊娠（子宮外妊娠）と診断できる。ただし，黄体は胎囊に似た超音波像を呈することがあり注意が必要である（図 16）。胎囊様構造の中に卵黄囊や胎児が見えれば，胎囊であることの診断は確実である。図 15 に，子宮外に胎囊を認めた異所性妊娠（子宮外妊娠）の例を示す。胎囊内に卵黄囊が確認される。なお，この例では子宮内に偽胎囊を認める。これを真の胎囊と鑑別することは，この画像だけでは困難である。

なお，まれであるが子宮内の妊娠でありながら頸管妊娠，間質部妊娠という例もあるので，胎囊が通常の場所と違う場所に見えた場合は専門医にコンサルトしたほうがよい。

図 17 は頸管妊娠の例である。

- ・子宮内の偽胎囊と真の胎囊は鑑別困難なことがある。
- ・黄体と子宮外の胎囊は鑑別困難なことがある。

したがって，妊娠反応陽性にもかかわらず子宮内に胎囊を認めない例での，その後の経過は次のようになる。

① 子宮内に妊娠しているが，早すぎるため小さくて見えない正常妊娠の場合は，胎囊が出現し低かった hCG が上昇する。

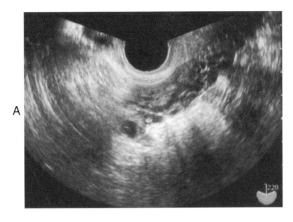
A

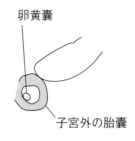
卵黄嚢

子宮外の胎嚢

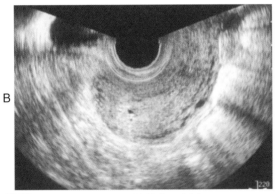
B

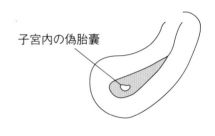
子宮内の偽胎嚢

図15 異所性妊娠(子宮外妊娠)の症例

A：子宮外に胎嚢を認める。黄体が胎嚢様に見えることもあり，注意が必要である。この例では卵黄嚢が
　　見えるため，胎嚢と確認できる。

B：同じ症例で子宮内に偽胎嚢を認めた。この画像だけで，真の胎嚢と鑑別することは困難である。

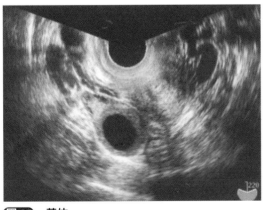

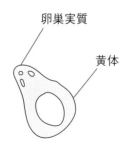
卵巣実質

黄体

図16 黄体

一見胎嚢の white ring に似ている。

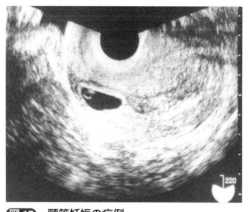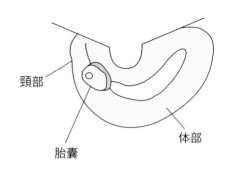

図 17　頸管妊娠の症例
頸部と体部の境界あたりに胎囊を認める。胎囊内に卵黄囊がある。

② 子宮内に妊娠しているが，育っていないので小さくて見えない chemical abortion の場合は，胎囊は出現せず低い hCG は低いままとなる。
③ 子宮内でないところに妊娠している異所性妊娠（子宮外妊娠）の場合は，子宮内に胎囊は出現しない。hCG が高い，あるいは上昇するものは特に注意が必要である。

❷❻　胞状奇胎

　　妊娠初期の異常として，胞状奇胎がある。絨毛が水腫化した病態である。かつて超音波検査の画質が現在より悪かった頃は，snow-storm（吹雪）pattern とよばれていた。現在の画質のよい機器を使用すると，絨毛が水腫化した囊胞そのものを描出することができる（図 18）。図 19 は胎児と胞状奇胎が共存している珍しい例である。

❷❼　双胎妊娠：膜性診断を中心として

　　生殖補助医療技術の普及により，多胎妊娠の頻度は増加している。多胎妊娠のほとんどは双胎妊娠である。双胎妊娠はすべてハイリスク妊娠であるが，絨毛膜と羊膜がどのような状況であるかによって，リスクの程度と内容が異なってくる。以下，絨毛膜と羊膜の膜性診断について述べるが，実用的には，1 絨毛膜性か 2 絨毛膜性かについて理解できれば十分である。この診断には，妊娠初期の経腟超音波検査が非常に有用である。

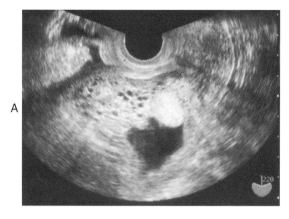
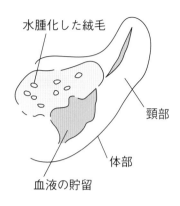
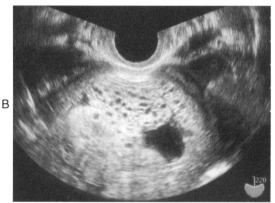

図 18　胞状奇胎の症例

A：縦断像。子宮内腔に囊胞状に水腫化した絨毛を多数認める。血液の貯留もある。
B：横断像

1．卵性と膜性の関係

　子宮内膜に着床した受精卵から，外側に向かって将来胎盤となる絨毛膜 (chorion)ができる。また内部では，胎児が発育し，それを包み込む羊膜 (amnion)ができる。通常，1つの卵から絨毛膜と羊膜が1枚ずつできるため，もともと2つの卵から始まる2卵性双胎は2絨毛膜2羊膜性(Di-chorionic　Di-amniotic：Di は2つという意味，DD)の双胎となる。しかし，1卵性の双胎は分割する時期によって異なる。大雑把にいうと，2つに分割した後にそれぞれ膜ができれば2枚になるし，膜ができた後に分割しても膜は1枚というわけである。最も早期に2つに分割してそれぞれに絨毛膜と羊膜が形成されれば，2絨毛膜2羊膜性となる。少し遅れると，絨毛膜が共有された後に分割し，それぞれに羊膜が形成されて，1絨毛膜2羊膜性(Mono-chorionic　Di-amniotic：Mono は1つという意味，MD)となる。さらに分割が遅れると，羊膜も共有され1絨毛膜1羊膜

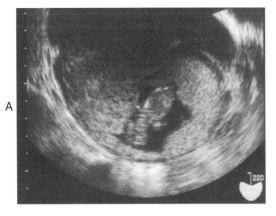
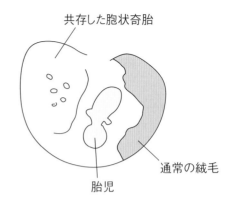

共存した胞状奇胎

通常の絨毛

胎児

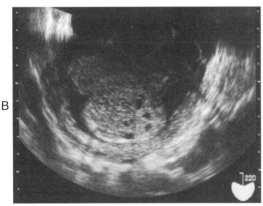

図 19 胞状奇胎と生存胎児の共存例

A：心拍のある胎児と胞状奇胎が共存している。
B：胞状奇胎の部分。囊胞状に水腫化した絨毛を認める。

性（Mono-chorionic Mono-amniotic：MM）になる。最も分割が遅れると，体そのものが共有された結合双胎となる（**図 20**）。膜性としては，2絨毛膜2羊膜性（DD），1絨毛膜2羊膜性（MD），1絨毛膜1羊膜性（MM）の3つのタイプの双胎がある。

POINT 2卵性はDD，1卵性は分割の時期によって，DD，MD，MM のどれか。

2. 膜性と産科リスク

双胎はどの膜性であっても早産，胎児発育遅延，妊娠高血圧症候群，貧血などの共通したリスクがある。これだけでなく，将来胎盤となるべき絨毛膜が1枚である1絨毛膜性双胎の場合では，2人の胎児が1つしかない胎盤を共有することから生ずるリスクが加わる。

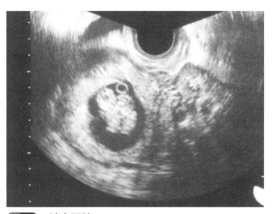
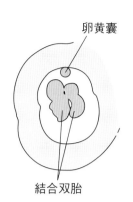

卵黄嚢

結合双胎

図20 結合双胎
胎児が結合している。卵黄嚢は1つである。

　その典型的なものが双胎間輸血症候群である。1羊膜性の場合には，さらにお互いの臍帯が絡まるというリスクが加わる。
　2絨毛膜性双胎と比較して，1絨毛膜性双胎における周産期死亡は3〜4倍，児の神経学的後遺症も3〜9倍多い。双胎の管理を行ううえでは，特に1絨毛膜性か2絨毛膜性かを鑑別することが重要である。

 POINT　1絨毛膜性双胎は胎盤を共有し，リスクが高い。

膜性と超音波診断（図21，22，23）

　双胎の膜性診断は妊娠初期の超音波診断が最も有用である。まず基本的な考え方として，胎嚢が2つあり，それぞれの胎嚢に胎児を認めれば，2絨毛膜性双胎である。胎嚢が1つでその中に2つの胎児を認めれば，1絨毛膜性双胎である。ただし実際に診断するうえで問題となるのは，妊娠が進行し胎嚢が大きくなってくると，もともと胎嚢が2つであった場合でも，胎嚢と胎嚢の間を仕切る隔壁が伸ばされて薄くなり，形態的に1つの腔として見えるようになるため，もともと1つの胎嚢だったか2つの胎嚢だったかわかりにくくなるという点である（図**21C**と**22C**を比較）。この隔壁が絨毛膜2枚と羊膜2枚からなっていれば2絨毛膜2羊膜性双胎，羊膜2枚のみであれば1絨毛膜2羊膜性双胎，隔壁がなければ1絨毛膜1羊膜性双胎ということになる。
　以下，週数による絨毛膜，羊膜の膜性診断の超音波像を述べる。

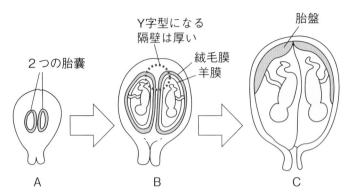

図21 2 絨毛膜 2 羊膜性双胎

A：妊娠初期は 2 つの胎嚢を認める。

B：両児間の隔壁は 2 枚の絨毛膜と 2 枚の羊膜の計 4 枚の膜によって
　　形成される。このため，超音波上，隔壁は厚く，起始部が山の裾
　　野のように Y 字型になり，twin peak sign となる（**図 25** 参照）。

C：妊娠が進行すると，両児の間の隔壁は伸ばされて薄くなるため，
　　この形態によって 1 絨毛膜性か，2 絨毛膜性かを判断することはで
　　きない。胎盤が完全に離れて 2 つ存在すれば 2 絨毛膜と判断でき
　　るが，図のように接していると 1 つの胎盤と区別できない（**図 22C**
　　と比較）。

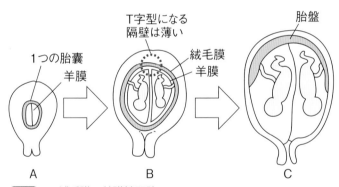

図22 1 絨毛膜 2 羊膜性双胎

A：妊娠初期は胎嚢が 1 つである。

B：両児間の隔壁は 2 枚の羊膜のみによって形成される。このため，
　　超音波上，隔壁は薄く，起始部は T 字型になる。

C：妊娠が進行。隔壁は薄いまま。2 絨毛膜性双胎においても隔壁が薄
　　くなるため，両者の鑑別は困難になる（**図 21 C** と比較）。1 つの胎
　　盤を共有している。

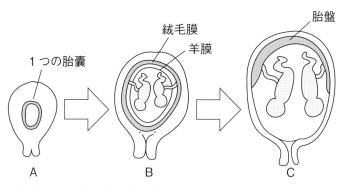

図 23　**1 絨毛膜 1 羊膜性双胎**
A：妊娠初期は胎嚢が 1 つである。
B：両児間に隔壁はない。
C：妊娠が進行。隔壁はない。1 つの羊水腔，1 つの胎盤を共有している。

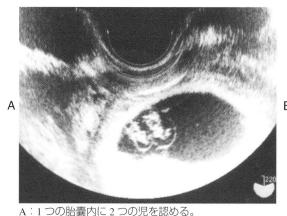

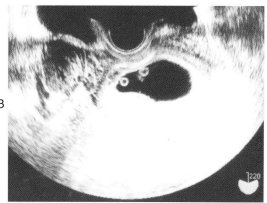

A：1 つの胎嚢内に 2 つの児を認める。　　　　　　B：卵黄嚢が 2 つある。
図 24　**1 絨毛膜性 2 羊膜性双胎**

妊娠 5 〜 10 週（図 21A，22A，23A）

　胎嚢を 2 つ認めて，それぞれに胎児を認めれば，2 絨毛膜 2 羊膜性の双胎である。胎嚢が 1 つで，中に 2 つの胎児を認めれば，1 絨毛膜性の双胎である（図 24）。この場合，胎児間に薄い羊膜を認めれば 2 羊膜性である。しかし，羊膜を認めない場合でも，妊娠 8 週以前は見えないことが多いので，1 羊膜と断定はできない。また卵黄嚢が 2 つあれば 2 羊膜性の可能性が高いが，1 つであっても 1 羊膜性とは断定できない。図 20 は結合双胎の例である。

妊娠 10 〜 15 週（図 21B，22B，23B）

　既述したように胎嚢間の隔壁が薄くなるため，もともと 1 つの胎嚢であったか，2 つの胎嚢が接触して形態的に 1 つの腔として見えているのかがわかりにく

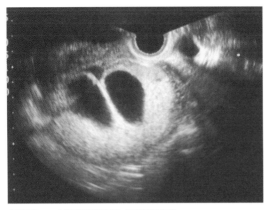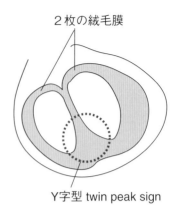

2枚の絨毛膜

Y字型 twin peak sign

図25 **2絨毛膜性双胎の超音波像**

超音波上，隔壁は厚く，起始部が山の裾野のように Y 字型になり，twin peak sign（ラムダサインともいう）を示す。

くなる。この場合，隔壁の起始部の形を参考にする。起始部が山の裾野のように Y 字型になっているのを，twin peak sign あるいはラムダサインとよび，2絨毛膜性双胎の所見である（**図25**）[6]。1絨毛膜性双胎の場合は T 字型である。

隔壁がなければ，1羊膜性である。

妊娠 16 週以降（図 21C，22C，23C）

正確な膜性診断は困難となる。性別が異なれば2絨毛膜性である。しかし，性別が同じ場合は判断できない。胎盤が明らかに2つ認められれば，2絨毛膜性である。しかし，形態的に胎盤が1つに見える場合は判断できない。隔壁がなければ1羊膜性の可能性が出てくるが，羊水量の差などあると隔膜がないということを断定することは困難な場合が多い。

 POINT 膜性診断は初期の超音波所見が重要。

②⑧ 胎児の後頸部浮腫（nuchal translucency：NT）

妊娠初期に超音波検査上，胎児後頸部の皮下に無または低エコーの領域が存在し Nuchal Translucency とよばれている。日本語では胎児後頸部透亮像，後頸部浮腫，項部透過像などの用語があり，妊婦本人には「首の後ろのむくみ」などと表現するが，臨床の現場では NT と言われることが多い。NT が厚い場合に染色体異常（特に 13,18,21 トリソミー）が増加することが明らかとなり注目されるようになった。染色体異常の可能性は，NT 計測値が 3.4mm 以下で 0.33%，3.5 〜 4.4mm

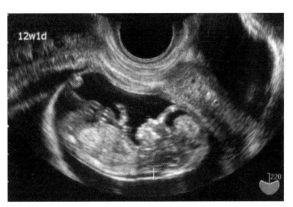

図26　**Nuchal Translucency（NT）の測定**
頭殿長（CRL）は 47.5mm で妊娠 12 週相当。NT は 2mm。

で 21.1%, 4.5 ～ 5.4mm で 33.3%, それ以上だと半数を超えるというデータがある。

　NT 計測には, 妊娠 11 ～ 13 週に, 適度な屈位の胎児の上半身が大きく描出され, 正中の矢状断で測定するようにと, 条件が決められている（図 26）。

　NT の計測は通常の超音波検査とは異なる胎児超音波検査であり, 出生前検査として位置づけられる。したがって, 検査自体を受けるかどうかも含めカウンセリングをしたうえで, 事前に希望を確認したうえで施行することが望ましい（「1-6 通常超音波検査と胎児超音波検査」p.9 参照）。しかし, 現実には妊娠初期であることもあり, 希望を確認する前に偶然 NT が厚いことを発見し, 説明すべきかどうか苦慮することもある。

　NT 自体は異常所見ではなく, すべての胎児に存在する。厚くなるにつれて, 染色体異常のリスクが高くなるというものである。したがって, 非確定的な検査である。海外や国内の一部の施設では, NT 以外に鼻骨の所見, 三尖弁逆流, 静脈管血流速度波形を組み合わせて, よりリスク評価の精度を上げているが, 非確定検査であることに変わりはない。

　また, NT が厚い場合には, 染色体異常以外に, 先天性心疾患や骨系統疾患が多いことが知られている。

 POINT　NT 計測は非確定的な出生前検査である。

MEMO

3 妊娠中・後期の超音波検査

　妊娠中後期の超音波検査で観察する項目は以下のとおりである。私見としては，助産師の超音波検査は1から5の項目を実践できること，研修医は1から7の項目を実践できる必要がある。また両者とも9までの知識が望まれる。

　　　1. 胎児の数
　　　2. 胎児心拍
　　　3. 胎位，胎勢
　　　4. 胎児の大きさ
　　　5. 羊水量
　　　6. 胎盤，臍帯
　　　7. 頸管周辺部
　　　8. 血流計測
　　　9. 胎児の健常性
　　10. 胎児の形態異常のスクリーニング
　　11. 胎児の形態異常の診断

　項目10については日本産科婦人科学会専門医が実践すべきレベル，項目11については日本超音波医学会専門医レベルあるいは小児科サイドとの共同が必要なレベルである。したがって，本稿では1～9の項目について解説する。

❸❶ 腹部超音波法の実際

　妊娠中後期の超音波検査は，頸管の状態，前置胎盤の観察など以外はほとんど腹部からのアプローチで行われる。以下に実際の手順を簡単に述べる。

①妊婦をベッドに寝かせた状態，あるいは上体を少し起こした姿勢で検査を行う。妊娠していない患者では，膀胱に液体を貯めて腸管を頭側に圧排する必要があるが，中期以降の妊婦では大きくなった子宮がその役割をしてくれるため

不要である。これが妊娠中の超音波検査の有利な点である。逆に特に妊娠後期になると検査中にしばしば仰臥位低血圧症候群を起こすことがあり，注意が必要である。妊婦が気分の悪さを訴えた場合には，まず横向きになるように指示する。

　妊婦の右頭側に装置を置き，妊婦と向かい合って右に座った検者が，右手でプローブを把持し，左手で機械の操作をすることが多いが，それぞれやりやすい配置でよいと思われる。筆者は，精査を目的とした検査で胎児が骨盤位の場合，妊婦に反対の方向を向いてもらって検査をしている。検査室をやや暗くしたほうが画面は見やすい。

②妊婦の腹部にゼリーを塗布する。滑りやすくするためと，プローブと腹壁の間に空気が介在しないようにするためである。冬は少し温めておいたほうが親切である。

③プローブを把持する。プローブは精密で衝撃に弱いため，取り扱いに注意する。最近はコンベックス型のプローブが多い。画像もそれに伴って，扇の形に表示される。

④検査の最初に画像の表示方向を確認する。初心者はしばしばこの操作を忘れて，混乱していることがある。横断像では，妊婦の左が画像上右にくるようにする。これは足方から頭方に見上げたイメージで，CT スキャンや MRI の横断像と同様である。また縦断像の場合は，妊婦の足方が画面上右，頭方が画面上左になるようにする。これは妊婦の右側から見たイメージである（**図 27**）。なお，MRI の縦断像は左から見た像である。

⑤全体をくまなくスキャンし，超音波検査を行う。

⑥検査終了時には画像をフリーズする。最近の機械は，画像が変化しないと自動的にスキャンを中止するものが多いが，古い機種では画像をフリーズしない限りスキャンし続けているものがある。この場合，画像は真っ暗なため，スキャンし続けていることに気がつかない。機械が早く劣化する原因となる。

POINT
・横断像は足方から見たイメージ（CT，MRI と同じ）。
・縦断像は右から見たイメージ（MRI と逆）。
・仰臥位低血圧症候群に注意する。

実際の操作　　　　　　　　　超音波像

横断像

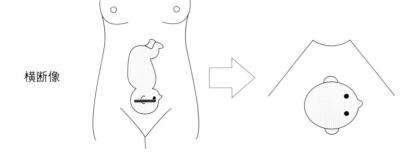

縦断像

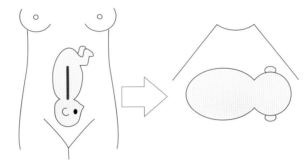

図 27 **腹部超音波における画像表示の方向**
横断像は足方から見た像，縦断像は右から見た像で表示する。
―― 超音波プローブのあて方

3②　胎児の数

　本来，胎児の数は妊娠初期の検査で確認されている必要がある。しかし，健診を受けていない妊婦の例もある。腹部全体を見れば，多胎を見落とすことはまずないが，超音波検査をしないところを見ることはできない。多胎を見落とす例というのは実際に存在する。まず全体をくまなく見る習慣が大切である。品胎以上は数が難しいこともある。

 全体をくまなく見る。

胎児の心拍

　必ず確認すべき項目であり，胎児の顔や性別を見て，心拍を確認し忘れたとしたら，本末転倒もはなはだしい。肥満の妊婦や，胎児がうつぶせの場合には，確認しにくいこともあるが，心臓の位置を認識していれば，心拍があることについては観察可能である。逆に，子宮内胎児死亡の場合，心拍がないことを確認することはBモードだけでは困難なことがある。この場合はドプラを併用するとよい。胎児の心拍数は成人の2倍程度と多く，1分間に110～160回，1秒間に約2回である。また，観察中に不整脈や徐脈を認めることがある。この場合，一過性であれば問題のないことが多いが，専門医にコンサルトしたほうが安全である。

POINT 胎児の心拍を必ず確認する。回数は1秒間に約2回。

 胎位と胎勢

　胎児の頭が下方にある，つまり妊婦の足方に向いていれば，頭位である。一方，頭が下にない場合，骨盤位のことが多いが，横位のこともあるので，注意が必要である。この場合，胎児の背骨の向いている方向を確認するとよい。胎児の背骨が母体の背骨と平行に近ければ骨盤位であり，直角に近ければ横位である。また，胎児の姿勢は手足を曲げて背中を丸めた屈位であることが多い（**図28**）。

POINT 胎児は屈位が多い。頭が下でなければ骨盤位または横位である。

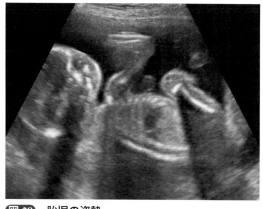
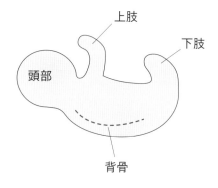

図28　胎児の姿勢
胎児は手足を屈曲し，背骨を曲げた屈位をとっていることが多い。

③⑤ 胎児の大きさ

　胎児の大きさを評価することは，産科の管理で特に重要である。なかでも胎児の体重を推定することは，基本的な手技である。胎児の体重は頭部の断面，腹部の断面，大腿骨の長さをそれぞれ測定して（**図29**），計算式によって推定することが広く行われている。

　測定法の詳細はそれぞれの項で述べるが，要点は次のとおりである。

①頭部断面：右脳と左脳を真ん中で分けている大脳鎌のエコー（midline）を画像上でも頭部断面の真ん中にすることで，正しい横断面（斜めの面でないという意味）とし，透明中隔腔を基準として正しい高さとする。

②腹部断面：大動脈に直角にすることで正しい横断面とし，胃と臍帯静脈を基準として正しい高さとする。

③大腿骨を画面上なるべく水平にする。

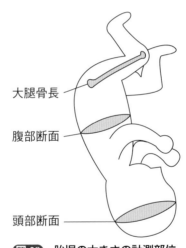

大腿骨長

腹部断面

頭部断面

図29　胎児の大きさの計測部位

1. 頭部の計測法

　頭部で最も頻繁に計測されるのは，左右の距離を測定する児頭大横径（biparietal diameter：BPD）である。正確な測定のためには，正確に横断像になっていることと横断像の高さが正しいことが必要である。正確な横断像とするために，正中線エコーを正中とし（以下の⑤の操作），高さを正確にするために，基準点として決められた構造物を描出する（以下の⑦⑧の操作）。その計測法の具体例を以下に示す。

①まず，プローブの向きを確認する。胎児は頭位または骨盤位が多いので，横断像で測定することが多い。この場合，前述のように妊婦の左側が画面上右になるようにプローブを把持する。

②子宮内全体をスキャンし，胎位と胎勢を確認する。

③高輝度エコーの頭蓋骨に囲まれた頭部を描出する。頭部は前後方向に長い楕円形をしている。

④頭部内に正中線エコー（midline echo）を描出する。

⑤正中線エコーを文字どおり頭部内の正中となるようにする（**図 30A**）。正中線エコーが正中になく，どちらかに寄っている場合は，超音波が斜めから入っていることを意味し（**図 30B**），正確な横断像ではなく斜断像である。この像で測定すると不正確である（**図 30B**，**図 31**）。

⑥なるべく正中線エコーを画面上水平にするようにする。これは，手技的にはプローブを正中線エコーに平行にすることを意味する（**図 32**）。この操作による実際の超音波像の変化を**図 33**に示す。胎児が仰向け，あるいはうつぶせであると，正中線エコーを画面上，水平にすることはできない。この場合にはやや不正確な測定とせざるを得ないが，そのことを理解する必要はある。

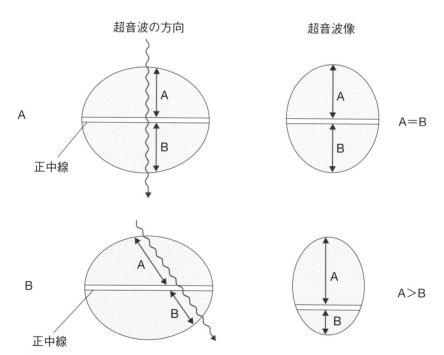

図30 **超音波の方向と児頭における正中線の位置**
A：頭部の正確な横断像においては，A＝Bとなり正中線が児頭の中央に位置する。
B：図のように超音波が斜めに入ると，A＞Bとなり，正中線が児頭の中央からずれる。
　　これは正確な横断像ではなく，斜断像である。

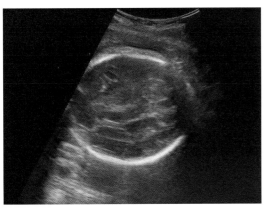

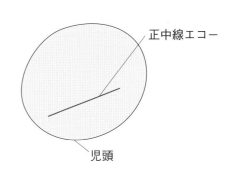

正中線エコー

児頭

図31 正中線に対して超音波が斜めに入っている実例

正中線が頭部の正中に位置しない。これは正確な横断像ではない斜断の像で，この断面で測定すると不正確な値となる。

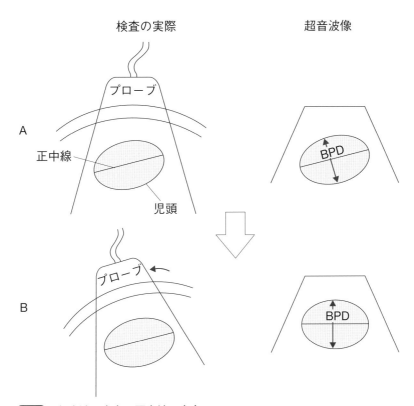

図32 超音波の方向と正中線の方向

A：超音波プローブと児頭の正中線が平行でない場合，超音波画像上，正中線は水平とならない。児頭大横径は画面上では斜めに測定することになる。

B：超音波プローブを児頭の正中線に平行になるように傾けると，超音波画像上，正中線は水平となる。児頭大横径を画面上，垂直に測定することができる。

A の画面でも計測は可能であるが，B の画面のほうがより正確である。

A B

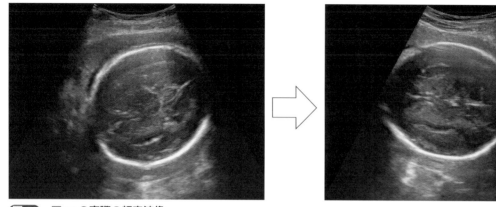

図33 図 32 の実際の超音波像

A：図 32A に示す検査での実際の超音波像。児頭の正中線が水平となっていない。
B：図 32B に示す検査での実際の超音波像。児頭の正中線が水平となる。

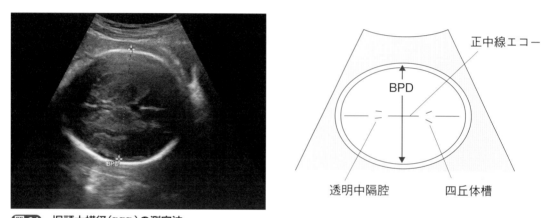

正中線エコー

BPD

透明中隔腔　　四丘体槽

図34 児頭大横径（BPD）の測定法

手順 1. 正中線エコーを頭部の正中に。
手順 2. 正中線エコーを画面上なるべく水平に。
手順 3. 透明中隔腔を描出。
手順 4. プローブに近い頭蓋骨の外側から対側の頭蓋骨の内側までを測定（シェーマの赤い矢印）。

⑦大横径が最も大きくなる部位近くを観察し，透明中隔腔を描出する。透明中隔
　腔は正中で，前方から 3 分の 1 くらいの位置にある（**図 34**）。BPD の測定のみ
　であればこの段階で測定可能である。

⑧後方に四丘体槽を描出する（**図 34**）。児頭の前後径も測定する場合はこの操作
　が必要である。

⑨画像をフリーズする。

⑩大横径を測定する。頭蓋骨はある幅を持った高輝度な線で描出されているが，

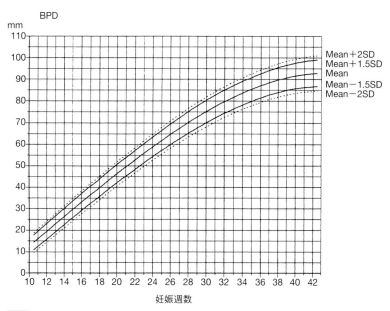

図 35 児頭大横径（BPD）の標準曲線

BPD 値の妊娠週数に対する回帰曲線

［日本超音波医学会：超音波胎児計測の標準化と日本人の基準値　超音波医学
2003；30：J415］

この線の幅が，正確に骨の厚みを示しているわけではない。測定する場合は，
プローブに近い頭蓋骨の外側から対側の頭蓋骨内側まで，言い換えると，プ
ローブに近い側同士の間の距離を計測する（図 34）。

児頭大横径の標準発育曲線を図 35 に示す[7]。

正中線エコーを正中で水平に，透明中隔腔を描出し，左右の頭蓋骨のプローブ
に近い同士で測定する。

2. 腹部の計測法

　腹部で計測するのは横断面である。頭部の計測法と同様に，正確な測定のため
には正確に横断像になっていることと，横断像の高さが正しいことが必要であ
る。正確な横断像を得るために大動脈と直交させるという②③④の操作を行い，
高さを決定するために⑤の操作を行う。

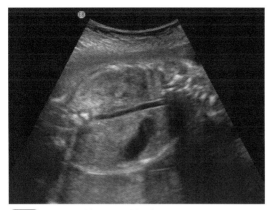
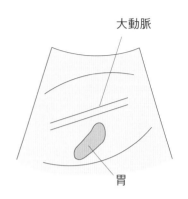

大動脈

胃

図36 胎児体幹部の縦断像（1）
大動脈をなるべく長く描出する。

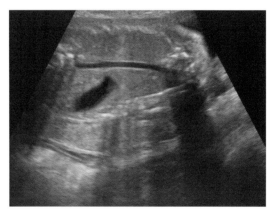

図37 胎児体幹部の縦断像（2）
図36から大動脈とプローブを平行にすると，画面上，大動脈が水平になる。

①プローブを，胎児の腹部で長軸方向すなわち脊椎の方向にする。この場合，頭部横断像を正しい方向で見ていれば，妊婦を右から見た断層像になっているはずである。

②胎児の腹部大動脈の縦断像をなるべく長く描出する（**図36**）。大動脈は拍動している。

③②で得られた像を画面上水平になるように描出する（**図37**）。これは手技としてはプローブを大動脈と平行にすることにあたり，「3-5 胎児の大きさ　1. 頭部の計測法」⑥（p.40）と同じ要領である。

④この位置でプローブを90度回転させ，大動脈の走行に直交する腹部の横断像を得る。

⑤腹部の横断像を大動脈に直交させたまま平行移動させて，腹部の最大横断像を

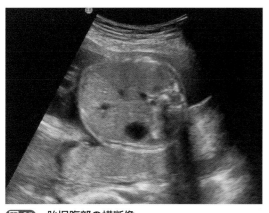

図38 胎児腹部の横断像

臍静脈が腹部側 1/3 〜 1/4 の位置に描写されている。この断面で測定する。

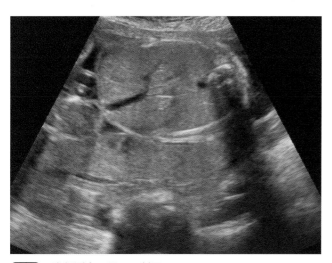

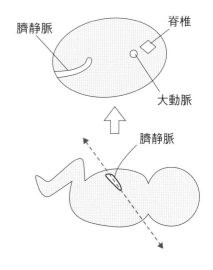

図39 腹部測定の誤った断面

シェーマの胎児の縦断像のように，臍静脈は斜めに走行している。臍静脈が長く描出されるということは，正しい横断像でなく，斜めの断面であることを意味する。

描出する。目印としては，胃泡があり，臍静脈が腹部側 3 分の 1 から 4 分の 1 の位置にある断面となる（図38）。臍静脈が長く腹壁近くまで描写される断面はやや斜めになっている像で，正確な断面像ではない（図39）。また，なるべく綺麗な楕円形にすることが正確な計測のコツである。

⑥画面をフリーズする。

⑦胎児腹壁から背骨の先端までの体幹前後径（antero-posterior trunk diameter：APTD）と，それに直交する体幹横径（transverse trunk diameter：TTD）を測定する。この場合，大横径の測定と同様に，画面の上下方向の測定は皮膚を示すエコーのプローブに近い側同士で測定し，画面上，左右方向の測定は皮膚を示す

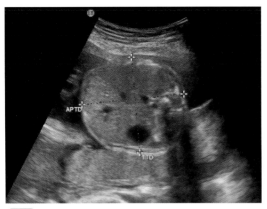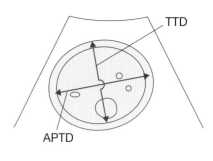

図40 胎児腹部の測定

体幹前後径(antero-posterior trunk diameter：APTD)と，それに直交する体幹横径(transverse trunk diameter：TTD)の測定を示す。画面の上下方向の測定は皮膚を示すエコーのプローブに近い側同士で測定し，画面上，左右方向の測定は皮膚を示すエコーの中央同士で測定する。

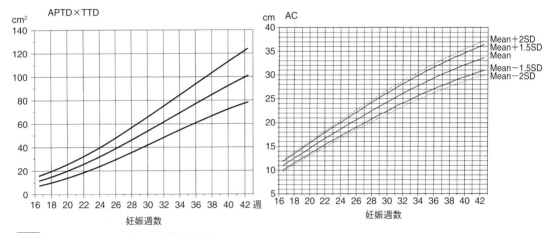

図41 APTD × TTD と AC の標準曲線

APTD × TTD と AC の妊娠週数に対する回帰曲線
[日本超音波医学会：超音波胎児計測の標準化と日本人の基準値　超音波医学 2003；30：J415]
[篠塚憲男，升田春夫，香川秀之・他：超音波計測における基準値の作成. 超音波医学　1996；23：877]

エコーの中央同士で測定する(**図40**)。これによって得た値から，APTD × TTD を計算する。あるいは，腹部の横断像を楕円で近似し，腹囲(abdominal circumference：AC)を測定する方法もある。この場合，腹部断面の外周を測定する。

図41 に APTD × TTD と AC の標準曲線を示す[7)8)]。

POINT 大動脈に直交，臍静脈は腹壁から３〜４分の１，綺麗な楕円形で。

3. 大腿骨の計測法

大腿骨は長さを計測する。

①腹部横断像を測定した部位から，プローブを胎児の殿部方向に移動し，大腿骨を描出する。初心者は他の長管骨，特に上腕骨と誤ることがあるので，骨盤の位置から出ていることを確認する必要がある。また，下腿や前腕は骨が２本であることも鑑別点となる（図42）。

②大腿骨を画面上なるべく水平とする。手技としては，プローブと大腿骨を平行にすることにあたる。

③画像をフリーズする。大腿骨長（femur length：FL）は，高輝度なエコーで描写される部分の両側の中央同士で測定する。超音波では骨化した部分は反射が強く，高輝度のエコーとなるため，この測定は軟骨で覆われた骨端部分は含まず，大腿骨全体の長さではなく骨化した部分のみを測定していることになる（図43）。遠位側で仮骨部分が一部飛び出しているように見えることがあるが，この部分は測定には含めない（図44，45）。

図46にFLの標準曲線を示す[7]。

 POINT 他の長管骨と間違えないように，画面上水平とし，骨化した高輝度エコーの中央同士で測定する。

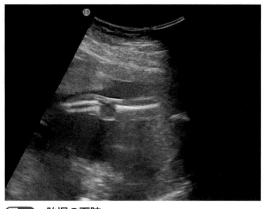

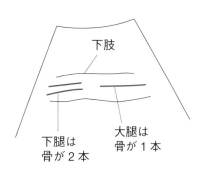

図42 胎児の下肢
大腿部は大腿骨が１本で，下腿部は脛骨と腓骨の２本の骨からなる。

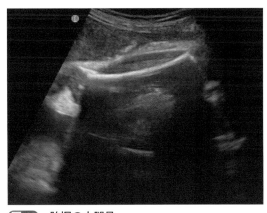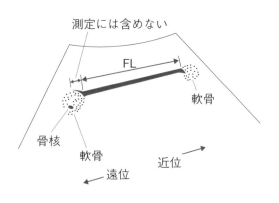

図43　胎児の大腿骨

超音波では骨化した部分は反射が強く，高輝度のエコーとなる。よく見ると両端に軟骨部分や骨核を認める。大腿骨長（FL）は大腿骨全体ではなく，骨化した部分のみを測定していることになる。遠位側で仮骨部分が一部飛び出しているように見えることがあるが，この部分は測定には含めない。

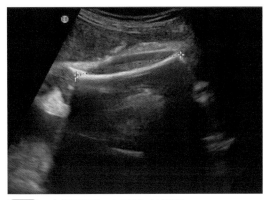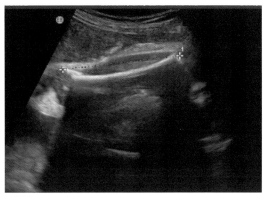

図44　大腿骨長（FL）の正しい測定

遠位側で一部飛び出したように見える部分は測定に含めない。

図45　大腿骨長（FL）の誤った測定

遠位側で一部飛び出したように見える部分は測定に含めない。遠位側で一部飛び出したように見える部分を測定に含めると，長く測定されてしまう。

4. 胎児の推定体重

　　上記の測定値より，胎児の推定体重（estimated fetal body weight：EFBW）を計算する。推定する式として以下のものがある[7)9)]。

$$EFBW = 1.07 \times BPD^3 + 3.42 \times APTD \times TTD \times FL$$

$$EFBW = 1.07 \times BPD^3 + 0.3 \times AC^2 \times FL$$

　　現在は，ほとんどの超音波診断装置に体重推定式が組み込まれており，自動的

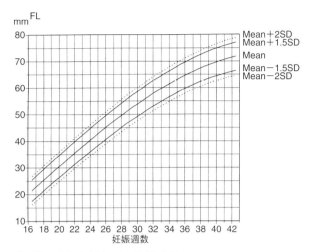

図46　大腿骨長（FL）の標準曲線
［日本超音波医学会：超音波胎児計測の標準化と日本人の基準
値．超音波医学 2003；30：J415］

に計算してくれる。

　BPD，APTD，TTD，AC，FL については，超音波計測した値をもとに標準曲
線が作成されているが，胎児の体重については，過去には実際に生まれた時の新
生児の出生体重をもとに標準曲線が作成されていた。したがって，この場合，た
とえばすべての計測値が平均値であっても，計測値から計算された推定体重が出
生体重の標準曲線の平均値に一致するわけではない。また，新生児の出生体重を
用いると，特に早産においては，異常妊娠，異常分娩の含まれる割合が多いため
正常範囲を決定するための標準曲線として用いるのは不適切との考えがあった。
これに対して，超音波の計測値を推定体重式に当てはめて作成した胎児体重標準
曲線もある（**図47**）[7]。現在は胎児体重標準曲線を用いることが推奨されている。

5.　測定値の解釈について

　上記項目について測定を行うと，現在の多くの超音波診断装置は，項目のそれ
ぞれについて何週何日相当の大きさであるかを表示してくれる。また一方，検査
に先立って，実際の週数と日数を入力しておくと，その時期の平均値からどの程
度ずれているかを計算し，表示してくれる。妊娠の初期であれば，週数の修正の
問題もあるため，何週何日相当の大きさであるかは重要な情報である。しかし，
妊娠中期以降の場合，胎児が何週相当の大きさであると表現することは誤解を生
みやすい表現である。妊婦に対しても，1週間分頭が大きいとか，あるいは2週
間分体重が小さいと説明することは誤解を生みやすく，またあまり意味を持たな

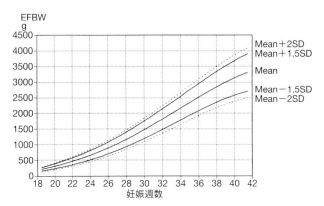

図47 推定体重（EFBW）の標準曲線

胎児推定体重の妊娠週数に対する回帰曲線

［篠塚憲男，升田春夫，香川秀之・他：超音波計測における基準値の作成．超音波医学　1996；23：877］

い。平均値からどの程度ずれているかという情報のほうが重要であり，実際の説明の際には，たとえば子供を100人小さいほうから並べた場合，前から20番目くらいの大きさです，といった説明が適当である。

　正常範囲については，10 〜 90 ％としているものと，平均 ± 1.5 ×標準偏差とするものなどがある。国内では胎児体重標準曲線を用いて，平均 ± 1.5 ×標準偏差を使用することが推奨されている。しかし，あまり正常範囲に厳密にこだわることなく，小さめであったり大きめであったりした場合は，積極的に専門医にコンサルトしたほうが安全である。推定体重は正しい方法で測定しても1割くらいの誤差がある。検査する立場としてはこのことを認識し，妊婦にも説明したほうがよい。また，大きさはその変化も重要である。小さいながらも発育しているものと，小さくて発育が停止しているものでは，臨床的な取り扱いが異なってくる。

・何週くらいの大きさです，ではなく，何番目くらいの大きさです，と説明する。
・推定体重は 1 割くらいの誤差がある。

③⑥ 羊水量

　羊水量を評価することは，胎児形態異常の発見や well-being の判定に非常に重要である。羊水はそのほとんどを胎児の尿に依存している。羊水量は妊娠の進行とともに増加し，妊娠32週頃に最大量となり，妊娠39週頃から漸減する。羊水量を正確に定量することは困難であるが，羊水過小，正常範囲，羊水過多のどの範疇にいるかを半定量的に判定することは，超音波検査によって可能である。羊

水量の評価は現在，羊水ポケット法あるいは amniotic fluid index（AFI）の測定法が広く普及している。以下，簡単に方法を解説する。

1. 羊水ポケット法

　まず子宮全体をスキャンする。プローブは子宮壁に垂直となるようにして操作しながら，最大の羊水腔を探す。羊水は子宮内壁と胎児の間の低エコーまたは無エコー領域で表示される。この羊水腔で子宮内腔と胎児部分に隣接する円を描き，その直径を測定する。この場合，臍帯を含めないように注意する。特に羊水が少ない場合，一見，羊水腔に見える部分が臍帯であることがある。この場合，カラードプラなどを利用し，血流を表示すると区別が可能である。2 ～ 8cm を正常範囲とし，8cm 以上を羊水過多，2cm または 1cm 未満を羊水過小とすることが多い。

2. AFI（amniotic fluid index）

　子宮を上下左右に均等に 4 つに分割する。このそれぞれの部位で，羊水の深度を測定する。羊水の深度は，超音波プローブを子宮壁にではなく床面に垂直にして測定する（図 48）。横断像では楕円型の子宮壁に対して垂直になりやすいため，縦断像としたほうが床面に垂直に走査しやすい。羊水ポケットの測定と同様に臍帯を含めないように注意する。4 つの深度を合計したものを AFI とする。AFI が 5 未満であれば，羊水過小とすることが多い。また，羊水過多については

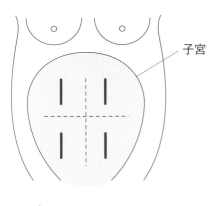

子宮

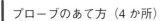

プローブのあて方（4 か所）

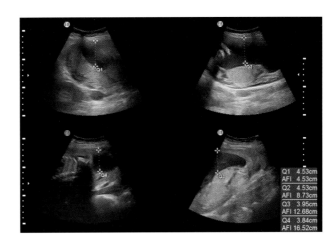

図 48　AFI の測定法
子宮を上下左右に均等に 4 つに分割する。このそれぞれの部位で，羊水の深度を測定する。
4 つの深度を合計したものを，AFI とする。

AFI を 18 以上とする意見や 25 以上とする意見がある。

　実際の日常診療で，上記の羊水測定を毎回行う必要はない。羊水量が重要であるということを意識しながら検査を行えば，羊水が少ない時や多い時には気がつくはずである。こういった場合，上記の方法で羊水量の測定を行ってもよいが，胎児の大きさの測定でも述べたように，正常範囲に厳密にこだわることなく，専門医に積極的にコンサルトしたほうが安全と思われる。

 POINT　羊水量が非常に重要であることを意識する。

3.　羊水量の異常についての考え方

　原因不明の場合も少なくないが，以下のように考えると理解しやすい。

羊水過多
　羊水はそのほとんどが胎児の尿に由来する。また胎児はそれを嚥下して吸収する。したがって，羊水過多は胎児の尿の産生が多い，あるいは嚥下などによる吸収が少ない，のどちらかである場合が多い。
1.　胎児の尿の産生が多い
　　　例：双胎間輸血症候群の受血児は，血液を多く供給されるため尿の産生が多い。
2.　羊水の吸収が少ない
　　　例：上部消化管閉鎖の胎児は，羊水を多く嚥下することができないためその吸収が少ない。下部の消化管の閉塞の場合はある程度吸収できるため，羊水過多の程度は軽い。

羊水過小
　逆に，胎児の尿の産生が少ない場合が多い。吸収が多いため羊水が少ないという病態はあまりない。破水していれば当然少なくなる。
1.　胎児の尿の産生が少ない
　　　例：双胎間輸血症候群の供血児は，血液量が少なく，尿の産生が少ない。また，子宮内胎児発育遅延も腎臓への血流が少なく尿の産生が少ないと考えられる。腎臓の無形成，低形成の胎児でも羊水過小になる。
2.　破水
　　　破水して羊水が漏れれば，その分，量は減少する。また破水後に続いて起こる子宮内の炎症も羊水を減少させている可能性はありうる。

3-7 胎盤，臍帯

1. 胎盤

　経腟法を用いると，妊娠10週頃より胎嚢を包む高輝度エコーである帯の一部が肥厚している像が胎盤として認識される。その後，大きさや血流が増加し，経腹法で観察可能となるが，常に子宮筋や羊水腔より高輝度エコーの像として描出される。

　子宮筋が局所的に肥厚すると，高輝度エコーになり形も楕円形に近くなるため，胎盤と類似した像になる。これを間違えないように注意する。子宮筋の局所的な肥厚は，子宮の下部に起こることが多く，筋層との境界が不明瞭である。通常，胎盤は子宮筋層との境界が明瞭である。また局所的な肥厚は時間の経過とともに変化する。さらに，子宮内全体をスキャンすれば真の胎盤を同定できるので，両者の鑑別はそれほど困難ではない（**図49，50**）。

　胎盤の大きさは個体差が大きいが，およそ1週間に1mmの速度で厚さが増していく。したがって，大雑把にいって週数とミリ単位で表現した胎盤の厚みは近いということになる。胎盤の厚さが45mmを超えることは少ない。胎盤の厚さが50mm以上であれば，異常である可能性を考え，専門医にコンサルトしたほうがよいだろう。

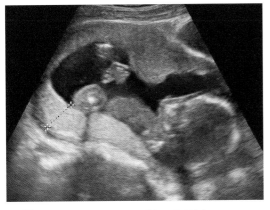
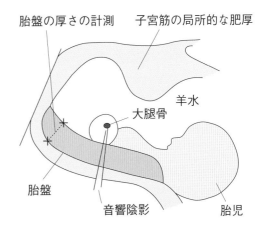

図49　胎盤と子宮筋の局所的な肥厚(1)
子宮後壁に筋層より高輝度エコーな胎盤を認める。前壁には子宮筋の局所的な肥厚がある。両者は類似しているが，鑑別は困難ではない。なお，この写真では胎児の大腿骨によって，アーチファクトの一つである音響陰影を認める。

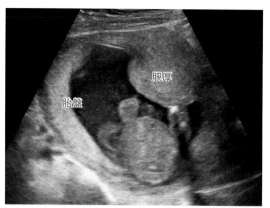

図50 胎盤と子宮筋の局所的な肥厚(2)
図49と別の例における胎盤(placenta)と筋層の肥厚
(contraction)。筋層の肥厚は子宮筋との境界が不明瞭で
連続している。

 胎盤の厚みと週数は近い。

　胎盤は週数が進行するにつれて，超音波像が変化することが知られている。た
とえば胎盤が成熟すると石灰化が増加し，分葉化が進行する。このことを利用し
て，胎盤の成熟度を評価し，たとえば胎児の肺の成熟度を推定しようとする試み
があった。しかし結果として，現在はあまり臨床的な有用性は認められていない。

2. 胎盤と血腫

　胎盤に関連して比較的多く遭遇する異常所見は，胎盤および胎盤周辺の血腫で
ある。特に，妊娠の初期に胎盤の辺縁に形成される絨毛膜下血腫とよばれるもの
は，まれではない。これは小さなものであれば，妊娠の経過に問題を起こすもの
は少ない。しかし，妊娠初期の絨毛膜下血腫でも，大きなものは流産に至る場合
もあり，さらに妊娠中期以降に存在する例については専門医にコンサルトしたほ
うがよい。

 妊娠初期に胎盤辺縁にある小さな絨毛膜下血腫は問題ないものがほとんどである。

　また，胎盤周囲の血腫として，常位胎盤早期剥離に伴って子宮壁と胎盤の間に
生じる胎盤後血腫がある。原則として，血腫は出血直後で新鮮な場合，凝血が形

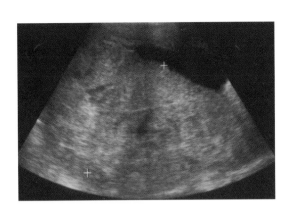

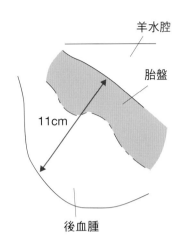

羊水腔

胎盤

11cm

後血腫

図51 常位胎盤早期剥離の例

胎盤と後血腫を認める。両方を含めると 11 cm となり，胎盤が肥厚したように見える。

成され，これが超音波を反射するため，高輝度なエコーとなる。これが時間経過とともに音響的に均一となって，低輝度のエコーに変化する。胎盤自体は高輝度エコーである。このため，出血直後の後血腫は胎盤と区別がつきにくく，血腫と胎盤を含めた全体として，いわゆる肥厚した胎盤の像として描出されることがある（図 51）。これが常位胎盤早期剥離における胎盤の肥厚像とよばれるものである。胎盤の実質が肥厚するわけではない。

　常位胎盤早期剥離における胎盤後血腫は有名な所見であり，知っておく必要はある。しかし一方，常位胎盤早期剥離を診断するうえでの超音波検査の役割を過大評価することは危険である。実際の臨床現場において，常位胎盤早期剥離は臨床症状，血液検査，胎児心拍数図などを合わせ，総合的に診断するものである。超音波で異常所見があれば診断の確度が上昇するが，異常所見がないからといってこの疾患を否定することはできない。

 POINT　常位胎盤早期剥離における胎盤肥厚像は，胎盤実質プラス後血腫。

　胎盤の位置については特に前置胎盤，低位胎盤の診断が重要であるが，これは経腟法による検査が主であるため，次項の「3-8 頸管周辺部　3.前置胎盤，低位胎盤」（p.63）で述べる。

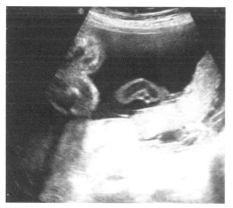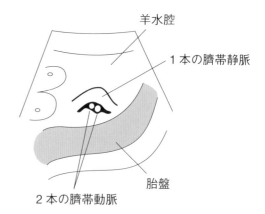

図52 臍帯，臍帯の血管

羊水腔に臍帯が浮いている。2本の動脈と1本の静脈の計3本の血管があることがわかる。

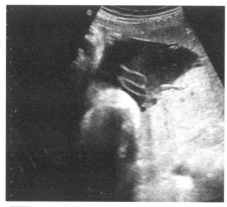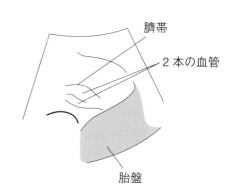

図53 単一臍帯動脈

臍帯内の血管が2本しかない。

3. 臍帯

　経腟法を用いると，妊娠8週ごろより臍帯が描出されるようになる。妊娠末期における臍帯の太さは0.8 cmから2 cmの間，平均約1.5 cmくらいである。超音波で長さを測定することは困難であるが，およそ胎児の身長に近く，妊娠末期では50 cmから60 cmくらいである。

　臍帯はやや細めの血管である2本の動脈と，太めの血管である1本の静脈との計3本の血管がらせん状に捻転している（**図52**）。比較的多く遭遇する異常所見として，動脈が1本しかない場合がある。これは単一臍帯動脈とよばれ，約1％の頻度である。血管が2本しかないことで診断できるが（**図53**），わかりにくい時は胎児の膀胱の左右を走行する臍帯動脈をカラーまたはパワードプラで描出

A

B

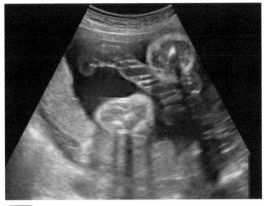
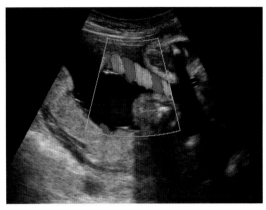

図 54　臍帯の捻転

A：臍帯の通常の B モード像。捻転している。
B：同じ部位のカラードプラ表示。原理としてプローブに近づく血流は赤く，遠ざかる血流は青く表示される。
　　捻転していることが，さらに明瞭である。この画面ではたまたま動脈が赤く，静脈が青く表示されている
　　が，常にそうとは限らないので誤解しないように注意する。

し，片側にしかないことでも診断できる。なお，カラードプラ法はプローブに近
づく血流を赤く，遠ざかる血流を青く表示する方法である。パワードプラ法は血
流の向きによらず 1 色で表示する方法で，カラードプラ法に比べ遅い血流も表示
できる。単一臍帯動脈がある場合，胎児の先天異常が多いとの報告もあるが，他
の構造異常を認めなければ，あまり関連がないとも考えられている。しかし，先
天異常がない場合でも胎児発育遅延のリスクはあるため，専門医にコンサルトす
べきである。

POINT　臍帯は血管が 3 本

　臍帯が捻転していることは縦断像で観察できる（**図 54**）。捻転があるため，臍
帯が圧迫されにくいようになっていると考えられている。捻転が少ない場合，胎
児徐脈や染色体異常が増加するという報告があり，また逆に捻転が多すぎる場合
も，胎児発育遅延や胎児徐脈と関連があるといわれている。ただ，捻転の多い少
ないが，これらの異常の結果なのか原因なのかははっきりしない。
　臍帯巻絡もよく遭遇する。特に胎児の頸部に巻絡があるものが多い。カラード
プラやパワードプラを用いると明瞭に観察される（**図 55**）。分娩時の臍帯頸部巻
絡は約 20 ％存在する。このほとんどは無事に分娩が終了する。したがって，頸
部に巻絡が 1 回あるだけであれば，特別な対応は不要と思われるが，non stress
test で異常なしを確認してもよいだろう。巻絡が 2 回以上の場合，羊水過小，胎

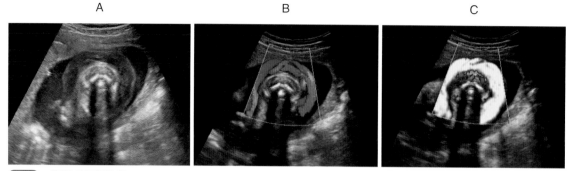

図55 臍帯の頸部巻絡

胎児の頸部(横断像)に臍帯が巻絡している。
A：Bモード像，B：カラードプラ像，C：パワードプラ像

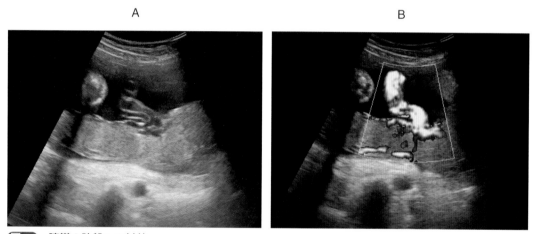

図56 臍帯の胎盤への付着

胎盤の中央に付着している。
A：Bモード像，B：パワードプラ像

児発育遅延，予定日超過などが合併している場合，胎動が減少したという訴えがあった場合などは，専門医にコンサルトするなどの慎重な対応をすることが安全である。

　臍帯が胎盤に付着するのは，中央，側方，辺縁，卵膜とあるが，辺縁および卵膜付着はリスクが高い。特に卵膜付着は，臍帯がワルトンジェリーで保護されていないこともあり，圧迫されやすく出血のリスクもある。また，胎児発育遅延や先天性の疾患がある可能性が高くなる。臍帯の付着部位の観察にもカラードプラやパワードプラが有用である(図56)。また，卵膜付着において臍帯が内子宮口上を走行するのを前置血管とよび，ハイリスクな病態であるが，この診断には経腟法が有用である。

③⑧ 頸管周辺部

　頸管の観察については，経腹法でも条件がよければ可能ではあるが，経腟法がより優れている。経腟法の実際の手順については「2-1 妊娠初期の超音波検査を理解するために　1. 経腟法の実際」(p.12 参照)で述べたとおりである。妊娠初期に比べると，頸管が柔軟になっているので，周囲からの圧迫で形態が変化しやすい。膀胱の圧迫をなくす意味でも排尿後のほうが検査に適している。またプローブの圧迫でも形態が変化するため，頸管長の測定の際などにはプローブを浅く挿入したほうがより正確である。子宮口の位置は，通常，非妊娠時より背側に偏位するため，プローブは自然に前腟円蓋に挿入されることが多いと思われる。また，頸部が下垂していることもまれでなく，注意が必要である。頸管の観察は，矢状断・縦断像で行うことが多い。

　経腟超音波検査の長所は解像度が優れていること，短所はプローブから遠いものは見えないということである。簡単にいえば近くのものがよく見えるということになる。したがって，頸管以外のものでも観察可能な場所にあるものはすべて観察対象になりうる。前置胎盤や低位胎盤の診断には必須である。また，臍帯が観察されれば，前置血管や臍帯下垂の可能性がある。頭位の場合には，胎児頭蓋内を詳細に観察できる場合があるし，骨盤位ではっきりと性別を確認できることもある。

1. 頸管長

　産科領域において，早産を予防することは重要な課題である。予防のためには早産のリスクが高い例を抽出する必要がある。このために有効なのが，頸管長を測定することである。頸管長が短い例は早産のリスクが高い。頸管長の測定は経会陰超音波検査(「4-2 経会陰超音波検査の実際と画像　1. 妊娠中の経会陰超音波検査」p.74 を参照)，経腟超音波検査で可能である。経会陰超音波検査は内診台に上がる手間を省略できるが，より正確な測定には経腟超音波検査が優れている。以下に経腟超音波検査における手順を述べる。

①排尿後であることを確認する。
②プローブを前腟円蓋に挿入する。
③頸管の内腔全体を得るように頸部の矢状断を描出する。
④プローブによる圧迫を避けるため，③の像を確保しながらプローブを浅くする。頸部の前唇が後唇より厚みが薄いようなら圧迫されていると考えられる（図 57）。

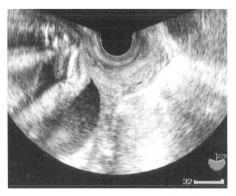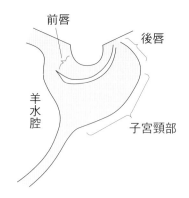

図 57 プローブを押しつけた子宮頸部

子宮頸部前唇が子宮頸部後唇に比べて薄い。これはプローブを押しつけすぎているためで，この状態では測定には適さない。プローブを浅く引き抜く必要がある。

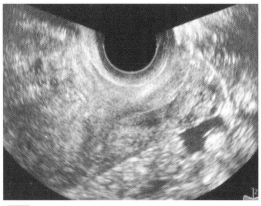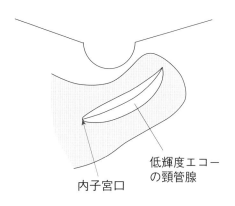

図 58 頸管

頸管腺の領域はやや低輝度エコーである。

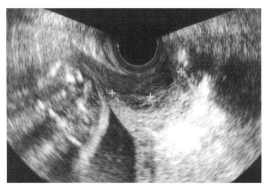

図 59 頸管長の測定法の一つ

頸管が弯曲しているため 2 つの部分に分け，それぞれを直線で測定して和を求める。この場合は 19.1 mm ＋ 19.8 mm=38.9 mm となる。

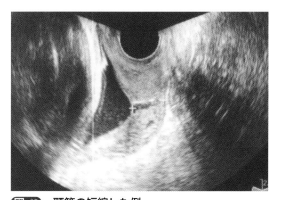
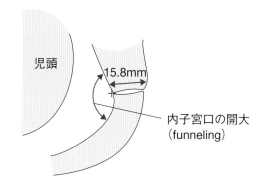

児頭

15.8mm

内子宮口の開大
（funneling）

図 60 頸管の短縮した例

頸管長は 15.8mm と短縮し，直線状である。頸管長がた
もたれている例は弯曲，短縮している例は直線状の場
合が多い。内子宮口の開大（funneling）も認める。

⑤頸部の中央に低エコーの頸管腺領域を同定する（**図 58**）。この頸管腺領域がわ
　かりにくい場合は，頸管が熟化している可能性がある。

⑥頸管腺領域の最も子宮体部寄りの点が内子宮口である。内子宮口から外子宮口
　までの距離が頸管長である。

⑦頸管長を測定する。頸管の内腔がほぼ直線に近ければ，内子宮口と外子宮口の
　間の直線距離を測定する。弯曲している場合には，内腔に沿ってトレースして
　測定するか中央付近で 2 つの直線に分けて測定し，加算する（**図 59**）。右手に
　プローブを把持して，左手で機器を操作することが多いため，内腔に沿った正
　確なトレースは意外と難しい。画面をフリーズ後，プローブを抜去し，右手も
　使って測定したほうがよいかもしれない。なお，短縮している頸管はほとんど
　直線状であり（**図 60**），弯曲している場合は短縮していないものが多い。

　　頸管長は妊娠中期に平均 4 cm 前後で，妊娠経過とともに徐々に短縮し，妊
　娠 32 週で約 3 cm である。頸管長が短いほど早産のリスクが高い。一つの目安
　として，妊娠 30 週以前に 2.5 cm 以下であれば，早産のハイリスクである。

 頸管長は 2.5cm 以下なら早産のハイリスク。

　　子宮の下部は，局所的な筋肉の収縮あるいは肥厚が頻繁に起こる場所で，これ
によって頸管長を長く測定したり，内子宮口の開大を見逃したりすることがあ
る。頸管長が 5cm を超える場合には，子宮下部筋層の肥厚を含めて計測してい
る可能性がある（**図 61**）。また局所的に筋肉が肥厚した部位は，通常の子宮筋よ
り高輝度になることが多く，胎盤とも間違えることがある（**図 61**）。頸部周辺の

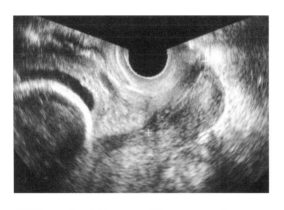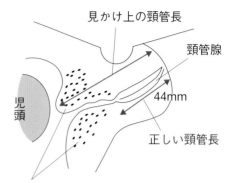

図61 子宮下部筋層の局所的な肥厚と頸管

子宮下部筋層が局所的に肥厚しているため，見かけ上，頸管長が長く見える。実際の頸管長は 44 mm である。頸管長が 50 mm を超えるような値がでた場合は，筋層の肥厚を含めて測定している可能性がある。また，この局所的な肥厚は，通常の子宮筋層より高輝度エコーとなるため，胎盤に似た像を呈する。

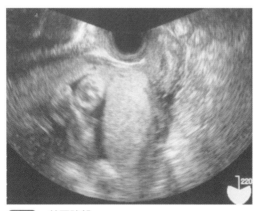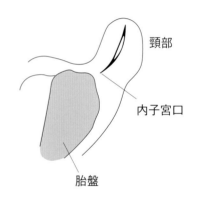

図62 前置胎盤

内子宮口を胎盤が覆っている。

観察における最も陥りやすい pitfall である。局所的な筋肉の肥厚は時間の経過で変化するため，あやしいと感じたらある程度の時間をかけて観察することも必要である。妊婦に対しては，頸部の観察は時間がかかることもあることをあらかじめ伝えておくとよいかもしれない。

2. 内子宮口の開大（funneling）

　早産のハイリスクを示す所見として内子宮口の開大がある（図60）。内子宮口の開大があれば，その分，頸管長は短縮することになる。頸管の開大も，頸管長のところで述べたように，子宮下部の筋層の肥厚により修飾されるので注意が必

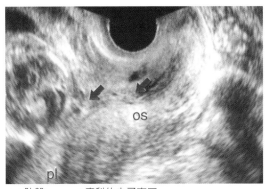

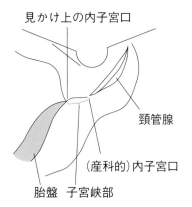

見かけ上の内子宮口

頸管腺

(産科的)内子宮口

胎盤　子宮峡部

pl：胎盤　　os：産科的内子宮口

図63 一見低位胎盤と思われる症例
胎盤は見かけ上の内子宮口（左の矢印，解剖学的内子宮口と思われる）の近くまできているので低位胎盤に見える。実際の産科的内子宮口は右の矢印に位置する。妊娠週数が進むと，矢印同士の間（子宮峡部）が伸びることで，胎盤が頭側に移動するように見える。最終的には低位胎盤でない。

要である。筋層が肥厚している時は開大を見落としやすい。

3. 前置胎盤，低位胎盤

　胎盤が内子宮口にかかっているものが前置胎盤である（**図62**）。また，かかっていないまでも，内子宮口の近くまで胎盤の辺縁がきているものを低位胎盤とよぶ。一般的には，内子宮口と胎盤辺縁の距離が 2 cm 以下の場合をいうことが多い。どちらも内子宮口近くの観察による診断であるため，経腟超音波検査が非常に有用である。

　前置胎盤，低位胎盤の超音波検査で重要なのは，妊娠のいつごろに診断するかである。妊娠の早期に診断された例ほど，最終的には前置胎盤，低位胎盤でないことが多い。これは，見かけ上，胎盤が妊娠後半期に内子宮口から離れていくことによるもので，placental migration とよばれる。"migration" は移動するという意味であるが，やや誤解を生みやすい用語である。非妊娠時には，解剖学的内子宮口と産科的内子宮口の間にあたる子宮峡部は 1cm 程度であるが，妊娠の進行に伴って約 10 cm まで伸展して，いわゆる子宮下節を形成する。たとえば，妊娠前半期に解剖学的内子宮口に胎盤がかかっていたとしても，峡部の伸展によって内子宮口から離れていくことになる（**図63**）。これが placental migration であり，胎盤自体が自ら移動するわけではない。したがって，妊娠前半期に胎盤が低い印象があっても，その時点で診断せず注意深く経過をみていくことが正しい。妊娠 30 週前後になっても，前置胎盤，低位胎盤の所見があれば，最終診断も変わらないことが多い。逆に妊娠の末期になると，児頭の下降が胎盤の観察を妨げるこ

とが少なくない。前置胎盤による初回の警告出血が，妊娠 32 〜 34 週前後に多いことも考えると，妊娠 30 週頃に診断をつけておくことがよいかもしれない。

　前置胎盤は癒着胎盤を合併する頻度が高い。癒着胎盤を超音波検査で診断することについては，ある程度は可能であるが精度は高くない。

POINT　placental migration は子宮峡部が伸展するため。

 血流評価

　血流の評価はパルスドプラ法によって行われる。

1.　ドプラ法

　救急車が近づいてくる時には音が甲高くなり，遠ざかっていく時には低音になる。この現象は，音を出すものと音を聞くものが近づく時には周波数が上昇し，遠ざかる時には周波数が減少することによる。これを発見した学者の名前をとって，ドプラ（Doppler）効果という。ドプラ効果が生じるのは音だけでなく，波の性質を持つものすべてにあてはまる。海で，波に向かって近づいていけば同じ時間でたくさんの波に遭遇するし，遠ざかれば遭遇する数は減るということを想像すれば理解しやすい。近づく速度が速いほど多くの波と遭遇，すなわち周波数は大きく上昇し，また遠ざかる速度が速いほどより周波数は減少する。

2.　パルスドプラ法

　血流測定の話であるため，観察対象を血管内の血球として以下概説する。「1-2 超音波検査法の原理」（p.1）で述べたように，プローブからパルス超音波が照射

Column ③

●●●● ドプラ効果 ●●●●

　光も波の性質を持つためドプラ効果を持つ。遠くにある星の光ほど周波数が減少している。色でいうと，赤い方向に光が偏位することが観察され，これによって遠くの星ほど早く地球から遠ざかっていることが判明した。ビッグバンによって宇宙が始まり，膨張を続けている一つの証拠らしい。最近の研究では，宇宙の膨張は加速しているようだ。

されるが，これが血球で反射してプローブに戻ってきた時，血流がプローブに近づいている場合は，ドプラ効果により周波数が増加する。逆に，プローブから遠ざかる場合は，反射して返ってきたパルス超音波の周波数は減少する。この周波数の変化の程度は血球のスピードと比例するため，周波数の変化を測定することで，血流速度がわかるということになる。またパルス超音波の反射法であるため，血管の位置を特定できる。これがパルスドプラ法による血流計測の基本的な原理である。

3. なぜ血流の速度でなく波形を用いるか

　ドプラ効果による周波数の変化は，血球の速度だけでなく，超音波ビームの方向と血流の方向がなす角度によっても異なる。この角度が正確に測定可能であれば，理論的には速度を求めることが可能である。しかし，実際の産科臨床では，3次元的な血流方向と超音波ビームのなす角度を正確に測定することは困難で，誤差が大きくなるために周波数の変化から得られる動脈血流の波形を解析している。ただし，胎児の中大脳動脈に関しては，血流方向と超音波ビームの方向を一致させる，つまり両者のなす角度を0にできるため，誤差が少なく血流速度そのものも測定している。

4. 動脈血流波形

　動脈波形の縦方向は，送った超音波と反射して戻ってきた超音波の周波数の差を表している。横方向は時間を表す。収縮期は血流が速いため周波数の変化が大きくなり，拡張期は血流が遅いため周波数の変化が小さくなり，図64に示すような三角形に似た波形となる。動脈の血流波形を解析する指標としては，S/D比，resistance index（RI），pulsatility index（PI）がある。どの指標も収縮期と拡張期の血流速度の関係に基づいており，超音波ビームと血流のなす角度に影響を受けない。また臨床的な解釈についても大きな違いはない。これらの指標を変化させる因子は単一ではないが，重要なことは，測定部位から末梢の血管抵抗の増大がこれらを増大するということである。つまり，これらの指標が大きいということは血液が流れにくい，指標が小さい場合は血液が流れやすいと解釈される。産科領域で測定されることが多いのは，胎児の臍帯動脈，中大脳動脈，妊婦の子宮動脈である。

POINT 動脈血流波形の指標が高ければ，血管の抵抗が高く，血流量が少ない。

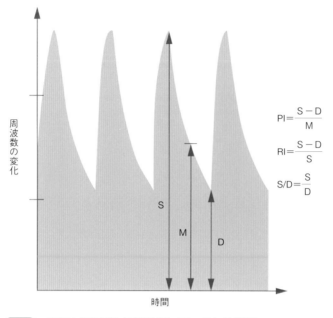

$$PI = \frac{S - D}{M}$$

$$RI = \frac{S - D}{S}$$

$$S/D = \frac{S}{D}$$

図 64　動脈血流波形と波形分析に用いられる指標

S ：収縮期の周波数の変化
M ：平均周波数の変化
D ：拡張期の周波数の変化

RI=resistance index，PI=pulsatility index

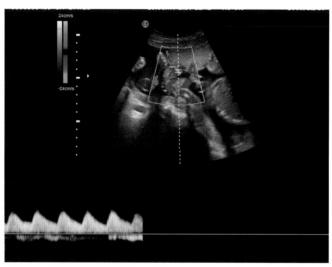

図 65　臍帯動脈血流波形

拡張期も血流がよく流れている。

UmA-RI

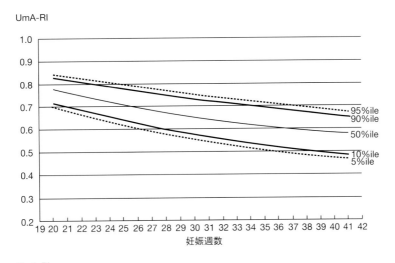

UmA-PI

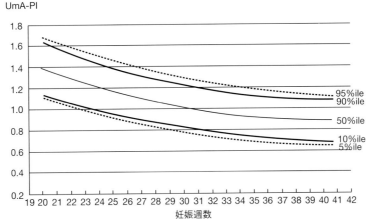

図66 臍帯動脈血流波形の resistance index 値と pulsatility index 値の妊娠週数に対する回帰曲線

UmA=umbilical artery 臍帯動脈
RI=resistance index　　　PI=pulsatility index
[日本超音波医学会：超音波胎児計測の標準化と日本人の基準値. 超音波医学 2003；30：J415]

5. 臍帯動脈血流波形

　臍帯動脈には心拍出量の約半分の血流量があるといわれている。**図65** に臍帯動脈の波形と，**図66** に RI の妊娠週数による変化を示す[7]。臍帯動脈の血流波形は妊娠 11 週頃までは拡張期血流を認めないが，それ以降拡張期血流を認めるようになり，さらに妊娠の進行により RI の値としては低下していく。これは胎盤血管床が発達し，血流が豊富に流れていることを反映していると考えられる。妊娠中期以降の正常な臍帯動脈血流は，拡張期血流が豊富である。

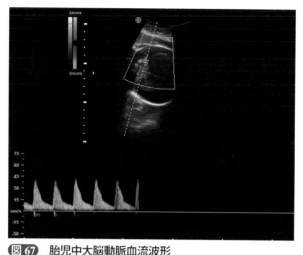

図67　胎児中大脳動脈血流波形
臍帯動脈と比較すると，収縮期から拡張期の血流の減少の程
度が大きい。

　動脈血流波形の項で述べたように，RIやPIが高値であるということは，原則
として血管抵抗が大きく，臍帯から胎盤にかけての血流が流れにくく，血流量が
低下しているということになる。これは胎盤血管床の発達が悪いことを示唆して
いる。特に，妊娠中期以降で拡張期に血流が途絶した場合，さらに逆流している
場合は，児の予後は不良であることが多い。

6．胎児中大脳動脈の血流波形と最高血流速度

　胎児は子宮内で低酸素状態になった場合に，優先的に重要な臓器に多くの血流
を送ることで適応する。これを血流の再分配という。当然，脳は重要な臓器であ
り，低酸素状態の場合に血流量が増加している。胎児の脳への血流は，中大脳動
脈を対象として測定されることが多い。中大脳動脈血流波形のRIやPIが低下し
ている場合は，脳への血流が増加していることが推測される。このことは，胎児
が低酸素状態に対して対応しようとしている可能性があり，注意すべきサインで
ある。図67に胎児中大脳動脈の波形と図68にRIの妊娠週数による変化を示す。
　また胎児が貧血になると，中大脳動脈の最高血流速度が上昇することが知られ
ている。

7．妊婦の子宮動脈血流波形

　正常な妊娠の経過においては，絨毛細胞が子宮の筋層内に侵入し，子宮動脈か

MCA-RI

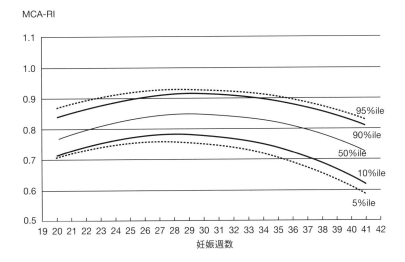

MCA-PI

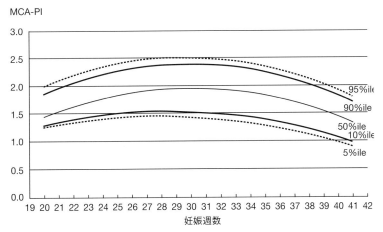

図 68 胎児中大脳動脈動脈血流波形の resistance index 値と pulsatility index 値の妊娠週数に対する回帰曲線

MCA＝middle cerebral artery 中大脳動脈

RI＝resistance index　　　PI＝pulsatility index

［日本超音波医学会：超音波胎児計測の標準化と日本人の基準値．超音波医学 2003；30：J415］

らの分枝のらせん状動脈を破壊・拡張させるため，血管の抵抗が減弱し，血流量が増加する。このため妊娠中の子宮動脈では，拡張期血流が豊富で RI や PI は低い。これに対して，妊娠高血圧症候群や子宮内胎児発育遅延では，子宮動脈血流波形で RI や PI が高い，あるいは拡張早期にノッチがあることが多く，血管の抵抗が高く血流量が少ない可能性がある。

 POINT 臍帯動脈と子宮動脈は RI，PI が高いこと，中大脳動脈は低いことが，注意信号。

8. パルスドプラ法による血流計測の役割

パルスドプラ法による血流計測は，現在，妊婦全例に対して行う検査としての有用性は認められていない。子宮内発育遅延や妊娠高血圧症候群などの限定された例において，病態を把握するために施行することが勧められている。

③⑩ 胎児の健常性（well-being）の評価：Biophysical profiling score

胎児が元気な状態（well-being）かどうかは産科の管理上重要な問題である。胎児の心拍数の変動は中枢神経系の発達および活動性と密接な関連があり，これを応用した検査として胎児心拍数図，特に non-stress test（NST）が最も頻用されている。NST において胎児心拍数の variability と一過性頻脈があれば，胎児が well-being であるということは高い信頼性をもって判断できる。しかし逆に，一過性の頻脈を認めない場合に胎児の状態が悪いかというと，そうとは限らないことが多い。また，胎児の心拍数パターンは週数や胎児の睡眠のサイクルによって違ってくるので，判定困難な場合も多い。このため，NST だけでなく超音波での観察を加えて，胎児の well-being を評価しようとするのが，Biophysical profiling score である[10]。超音波 B モードによる観察項目としては，呼吸様運動，大きい胎動，胎児の筋緊張，羊水量がある。

1. NST

胎児の基準心拍数が 110 ～ 160 bpm（beats per minute：1分間あたりの心拍数）で，20分間あたりで2回以上の一過性頻脈があれば正常とする。一過性頻脈は 15 bpm 以上，15 秒以上持続するものをいう。

2. 呼吸様運動

胎児の呼吸様運動は妊娠 21 週頃から観察されるようになる。胸部の横断像でも観察できるが，正式には横隔膜が同定できる縦断像で観察することになっている。横隔膜の上下運動に伴って，文字どおり，規則的な呼吸様の運動が，胸壁，腹壁に観察される。この運動が 30 秒以上持続すれば，運動ありと判定する。30分間観察しても呼吸様運動がなければ異常と判定される。

3. 大きい胎動

大きい胎動とは，躯幹の回転や移動を伴うものをいう。四肢のみの動きは大きな胎動には含めず，次項の筋緊張に含める。大きい胎動が 30 分間の観察をしても 2 回以下であれば異常と判定される。

4. 筋緊張

四肢を屈位から伸展し，すぐに屈位に戻るという運動がある。あるいは手を開閉する運動があれば筋緊張があるとする。また，背骨を伸展させた後，屈位になるのも筋緊張ありの所見である。これらを 30 分以上認めなければ異常である。

5. 羊水量

羊水ポケットとして，2 cm または 1 cm 以下は異常とする。

6. 胎児 well-being の判断

NST 以外の超音波 B モードによる項目については，すべての項目で正常と判定された時点，あるいは最長 30 分間で観察終了ということになる。約 90 ％の例において，4 分以内で正常所見を得て終了できるとされる。

胎児の屈位は妊娠 8 週から認められる。大きい胎動は妊娠 9 週から認められる。呼吸様運動は妊娠 21 週頃から，心拍数変化の活動性は妊娠中期後半から出現する。胎児が低酸素になっていった場合には，この逆の順番で所見が消失していくと考えられている。すなわち，低酸素状態が悪化していく過程において，まず心拍数変化の活動性が失われ，続いて呼吸様運動，大きい胎動，最終的に筋緊張が失われるとされる。したがって，心拍数変化の活動性や呼吸様運動があれば胎児の well-being が保たれていることの有力な所見といえる。逆に胎児の筋緊張や大きな胎動がなければ，相当危険な状況にいる可能性がある。

③⑪ 3 次元超音波

通常の B モードは断面，正確には断層の画像であるが，この断層面が，断層面と垂直の方向に，さらに扇状に走査されることで，多くの立体的な範囲の超音波断層像を得る。この像はそれぞれの位置情報とともに，コンピュータに取り込まれる。これら一度収集されたデータをコンピュータがさまざまに加工して表示

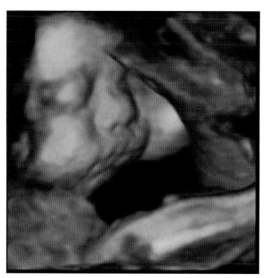

図69 3次元超音波，表面表示による妊娠30週の
胎児の顔面

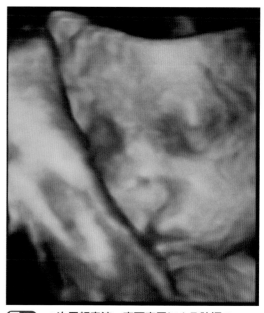

図70 3次元超音波，表面表示による胎児の
口唇裂

する方法である。近年のコンピュータ処理のスピードの向上で，画質が飛躍的に
よくなった[11]。最近では胎児のリアルタイムな動きも表示できつつあり，用語
の的確性は別として，4次元超音波ともいわれる。したがって，さまざまな画像
を表示することが可能であるが，インパクトの強さから表面表示がよく知られて
いる。3次元超音波検査が，診断レベルの向上にどの程度寄与するかは議論とな
るところであるが，一般の人に理解しやすい画像を提供できることは間違いな
い。**図69**に妊娠30週の胎児の顔を，また**図70**に口唇裂を伴う胎児の顔を示し
た。

4 経会陰超音波検査

4①　経会陰超音波検査

　　最近になって，経会陰超音波検査を用いて分娩の進行を評価するという手法が散見されるようになってきた。実際には経会陰というより，経外陰というほうが位置的に正しいが，経会陰という用語が使用されているため，本書でも経会陰法という用語を使用する。まだ一般の産科医にも普及していない比較的新しい手法であるため，何か高度な知識や技術が必要だろうと敬遠したくなるかもしれないが，そのような難易度の高い検査法ではない。石灰化した骨は超音波を強く反射するため，超音波検査の障害になる。産科超音波検査の場合，恥骨が検査の障害になる。恥骨を避けて，それより上を観察するのが経腹法，下を観察するのが経会陰法と考えればよい（**図71**）。使用するプローブも同じである。超音波機種に

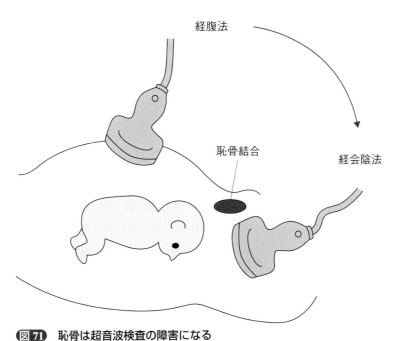

図71　恥骨は超音波検査の障害になる
恥骨より上を観察するのが経腹法，下を観察するのが経会陰法。

よっては，分娩進行を見るための機能付きや3次元のものがあるが，そのような
ものがなくとも，通常の超音波機器で十分である。

　また，産科医にもあまり知られていないことであるが，頸管の観察も可能であ
る。詳細な観察は経腟法に劣るが，頸管長の測定程度であれば，十分に可能であ
る。また児頭の高さも評価できる。妊婦健診の際に，内診台に上がる必要がな
く，健診用のベッド上で，経腹法の延長として，そのまま経会陰法で切迫早産症
例を抽出できる可能性がある。妊娠中の頸管長測定や，妊娠末期の内診の代用と
することで，妊婦が内診台に上がる回数を相当数減らすことができると思われる。

　器具を体内に入れるという点で，経腟法は助産師には施行できないが，経会陰
法は可能である。経腹法による児の推定体重測定より手技も単純で容易である。
超音波検査を習得したい助産師は分娩時の経会陰超音波検査から始めてみてもよ
いかもしれない。筆者の個人的な意見になるが，経会陰法は助産師向きの検査法
であり，普及すれば助産業務の方法を変えていく可能性がある。

 経会陰超音波検査の実際と画像

1. 妊娠中の経会陰超音波検査

　妊娠中の経会陰超音波検査の主な目的は頸管の状態，児頭(頭位の場合)の下降
を観察することであり，低い位置にある胎盤を疑うきっかけになる場合もある。
①妊婦健診で行う場合，妊婦健診用のベッド上で検査を行う。経腹超音波から引
　き続き，同じプローブを使用して施行するのが実用的と思われる。腰の下に枕
　などを入れてやや骨盤高位にするとやりやすいが，仰臥位でも可能である。経
　腹法より少し下着を下ろした状態で，下半身にバスタオルなどを掛ける。プ
　ローブは診察用のグローブに入れて行うこともできるが，食品用ラップフィルム
　(サランラップ®，クレラップ®)に包んで行うのが便利で安価である。院内感染
　予防の観点からも，毎回プローブを消毒するよりも実用的である。ラップフィル
　ムの外側だけでなく，内側にも超音波用のゼリーを塗布する必要がある。下着
　を下ろした状態での検査となるため，男性の検者が行う場合には，必ず女性看
　護師などの立ち会いをする必要がある。この点でも助産師向きの検査である。
②軽く開脚した状態で，扇状型(コンベックス型)の経腹用プローブを外陰部に縦
　に接触させる。画面の表示は，経腹法の縦断像(妊婦を右側から見た像で左が
　妊婦の頭側，右が足側)から検者側からみて時計回り方向にプローブを約90度
　回転することになる(図71)。
③画像の左上に恥骨結合を画面上水平に描出する。恥骨結合の中央に高輝度のや
　や太い線状エコーがあるためこれを画面上水平にする(図72)

④頸管領域を観察する。頸管の縦断像を描出する。経腟超音波の場合，低輝度エコーの頸管腺領域とその中央に高輝度の頸管内腔が描出されるが(p.60 図 58 参照)，経会陰法では，そこまで詳細には見えないことも多く，頸管の中央に高輝度の線状エコーが見えることが多い。これをなるべく長く描出すると頸管の縦断像になる。

⑤頸管長を測定する。④で述べた，頸管中央の高輝度エコーの長さを測定する（図 73A）。参考として同一症例の経腟超音波像を図 73B に示す。この長さが早産の時期で3cm 以下なら，頸管長が短縮している可能性を考える。図 74 に妊娠 33 週切迫早産例を示す。経会陰超音波でも頸管長が短縮していることがわかる（図 74A）。参考に同一症例の経腟超音波像を図 74B に示した。

⑥児頭の高さも評価可能である。児頭の先進部が恥骨結合下縁の高さにあると，Station − 2 ～ − 3 程度である。これを超えて骨盤内に下降している場合，児頭が下降している可能性を考える。妊娠 33 週切迫早産例の経会陰超音波像をみると児頭が恥骨結合下縁（図 74A　シェーマ点線）を超えて骨盤内に下降していることがわかる。

⑦低位にある胎盤が見えることがある。この場合。経腟超音波検査が必要で，専門医へのコンサルトが必要である。図 75 に妊娠 32 週の前置胎盤症例における経会陰超音波による画像と，経腟超音波検査による画像を示した。経会陰超音波検査でも胎盤が低いことがわかる。

- ・妊婦健診用のベッド上で施行可能。
- ・頸管長測定，児頭下降の程度が評価できる。
- ・内診回数を減らすことができる。

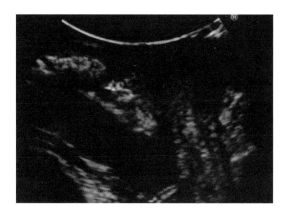

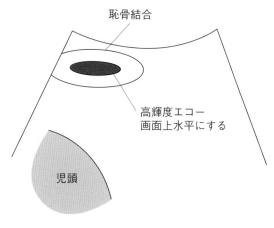

図 72　経会陰超音波検査における恥骨結合の位置
恥骨結合内の高輝度エコーを画面上左上の位置で水平にする。

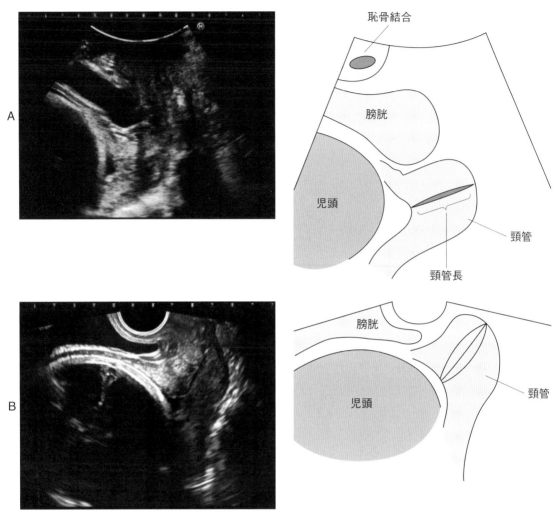

図 73 妊娠中の頸管長測定（経会陰および経腟法）

A：妊娠 34 週，経会陰超音波像。頸管中央にある線状の高輝度エコーの長さを頸管長として測定する。
B：同じ症例の経腟超音波像

2. 分娩中の経会陰超音波検査

　分娩中の経会陰超音波検査の目的は分娩の進行を観察することである。児の向きを見るために，経腹超音波法も併用する。以下頭位分娩，分娩台で行う場合について述べる。

①妊娠中と同様，プローブは診察用のグローブに入れて行うこともできるが，食品用ラップフィルム（サランラップ®，クレラップ®）に包んで行うのが便利で安価である。ラップフィルムの外側だけでなく内側にも超音波用のゼリーを塗布する必要がある。

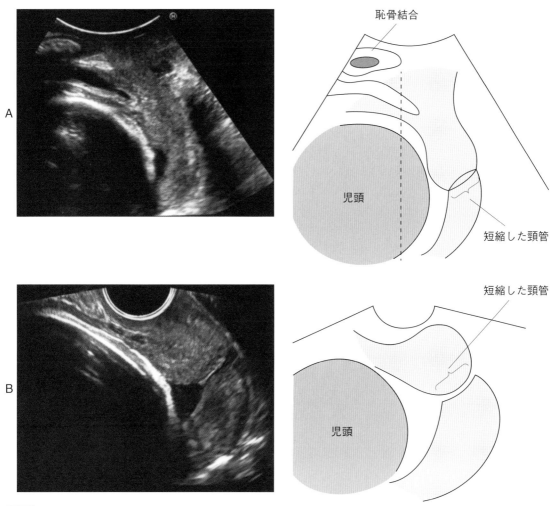

恥骨結合

児頭

短縮した頸管

短縮した頸管

児頭

図 74 切迫早産例（経会陰および経腟法）

A：妊娠 33 週切迫早産例の経会陰超音波像。頸管が短縮していること，児頭が恥骨結合下縁を超えて下降していることがわかる。

B：同一症例の経腟超音波像

②最初に経腹法にて，児の躯幹の向き（背中あるいは腹部がどちらを向いているかを確認する。

③続いてプローブを外陰部中央で横方向に軽く押し当てる（**図 76A**）。この画面で外陰部から児頭先進部までの距離（head perineum distance：HPD という用語がある）を測定する（**図 76B**）。児頭先進部は産瘤でなく骨の表面とする。この距離がその後の児頭下降程度の基準になる。妊婦に画像を見せて，プローブから何 cm のところに頭があると説明することに利用できる。

④③の状態からプローブを少し傾けて児頭を描出すると，矢状縫合が観察できる。外陰側から見た矢状縫合であり，②における児の躯幹の向きと組み合わせ

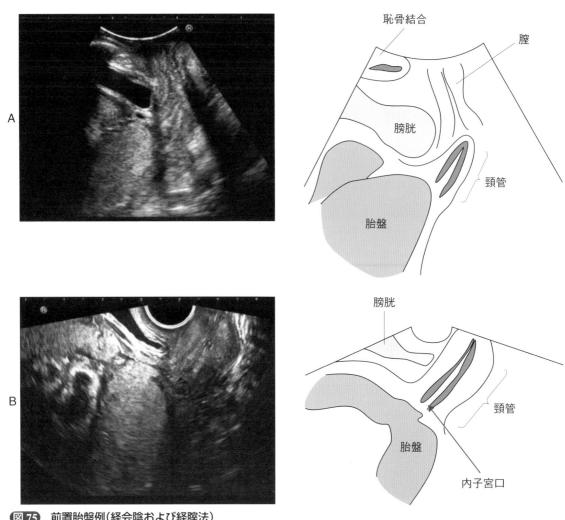

図75　前置胎盤例（経会陰および経腟法）
A：妊娠 32 週 前置胎盤例の経会陰超音波像
B：同一症例の経腟超音波像

　　　ると，児頭の回旋を判定できる。例えば②で児の背中が左側（第一頭位）であり，矢状縫合が 2-8 時方向であれば（**図 77**），小泉門が 2 時方向，大泉門が 8 時方向であることがわかる。児頭が高いと矢状縫合が見えにくいことがあるが，この場合，経腹法で確認できることがある。児の眼窩がプローブに近い側に見えることがあるが，この場合，前方前頭位の可能性が高い。

⑤次いで妊娠中の経会陰法と同様にプローブを外陰部に縦に接触させる。妊娠中の検査と同様に，画像の左上に恥骨結合を画面上水平に描出する（**図 78**）。

⑥児頭の先進部の高さを評価する。なお，児頭の高さを表す用語として，Progression　Angle（PA）という用語がある。これは恥骨の水平線と児頭先進部との間の角度を示す（**図 78**）。PA と児頭の Station の対応関係を**表 1** に示す。骨盤

プローブをあてる方向

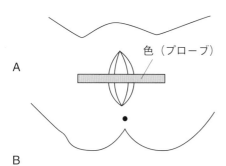

色（プローブ）

A

B

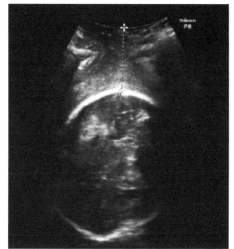

外陰から児頭までの
距離（HPD）

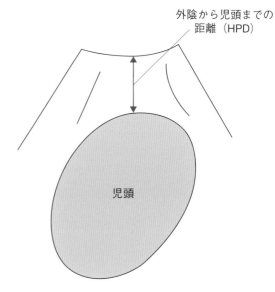

児頭

図76 分娩中の経会陰超音波法（**HPD** の測定）

A：プローブを横にあてる。

B：外陰部から児頭先進部までの距離（head perineum distance：HPD）を測定する。この症例では 42mm となる。以後の分娩進行の目安になる。

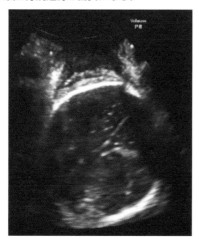

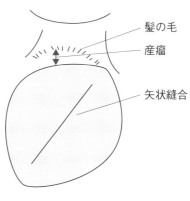

髪の毛

産瘤

矢状縫合

図77 矢状縫合の観察

図 76 から少しプローブを傾けると矢状縫合が見える。図では矢状縫合は 2‐8 時方向で，経腹法の所見とあわせると回旋が判定できる。髪の毛や産瘤も見える。

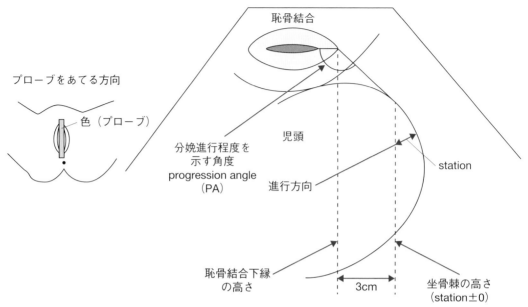

恥骨結合

プローブをあてる方向

色（プローブ）

分娩進行程度を
示す角度
progression angle
（PA）

児頭

進行方向

station

恥骨結合下縁
の高さ

3cm

坐骨棘の高さ
（station±0）

図78 分娩の進行評価（経会陰超音波検査）

プローブを縦にあてる。恥骨結合下縁の高さから3cm下方（画面上右方）が坐骨棘の高さ（Station ± 0）と考える。児頭は骨盤誘導線に沿って下降するため，最初は画面上右水平方向に進むが，坐骨棘の高さあたりから画面上右斜め方向に進行する。この進行方向でStationを評価する。図の児頭はProgression angleが135度（90度プラス半分の45度）程度でStation+2程度である。

の形には個人差があることを考慮する必要はあるが，以下のポイントは覚えやすく実用的である。

(1) 恥骨結合下縁の高さから3 cm足方（画面上では右方）を坐骨棘の高さとする（図78）。

したがって，児頭の先進部が恥骨結合下縁の高さから3 cm右にあれば，Station ± 0相当である。超音波検査の画面には通常1cm毎の縮尺が表示されているので参考にする。

(2) したがって理論的には児頭の先進部が恥骨結合下縁の高さにあると，Station − 3ということになる。

世界産婦人科超音波医学会のガイドラインでは，Progression Angleが90度（つまり恥骨結合下縁の高さ）の場合，Station − 2.5としている（表1）。臨床的にStation − 2.5とStation − 3を区別する必要はほとんどないので，実用的には，先進部が恥骨結合下縁の高さにあるとStation − 2.5 〜 3と覚えておけばよい。

(3) 児頭先進部を示すProgression Angleが恥結合下縁の高さを示す90度からあと半分45度開いていれば135度であり，Station + 2の高さ相当である。

図78はこの状態を示している。細かいことを言うと，世界産婦人科超音波

表1 Progression Angle と Station の対応関係

Progression Angle	Station	Progression Angle	Station
84	− 3.0	132	＋ 1.5
90	− 2.5	138	＋ 2.0
95	− 2.0	143	＋ 2.5
100	− 1.5	148	＋ 3.0
106	− 1.0	154	＋ 3.5
116	± 0	159	＋ 4.0
122	＋ 0.5	164	＋ 4.5
127	＋ 1.0	170	＋ 5.0

（国際産科婦人科超音波学会 The international Society of Ultrasound in Obstetrics &Gynecology〔ISUOG〕2019 のガイドラインから）

　医学会のガイドラインでは，Progression angle 138 度が Station ＋ 2 となっている（**表1**）。Progression Angle が直角とあと半分くらい開いた状態で Station ＋ 2 と覚えておけば実用的である（**図78**）

(4)児頭の下降は骨盤誘導線に沿って進行するため，Station がプラスになった場合は注意が必要である。

　　図78 のように坐骨棘の高さから児頭の進行方向に沿った線で Station を表現する必要がある。

⑦児頭の進行方向を評価する。児頭の下降は骨盤誘導線に沿って進行するため，骨盤内に進入するまでは画面上水平方向に進行するが，Station がプラスになってからは画面上斜め右上方向に進行するのが正常である。陣痛に伴って，児頭の位置が移動するので，この際に正しい方向に移動することを確認する。**図79** に陣痛間欠時と発作時の児頭を示す。発作時は児頭が画面上斜め右方向進行していることがわかる。正しい進行方向であることは鉗子分娩や吸引分娩が成功するかどうかの情報としても重要である。

POINT
・経腹超音波で児の躯幹の向きを確認する。
・外陰部にプローブを横にあてて，HPD を測定する。
・プローブのあてかたを少し傾けて矢状縫合を確認する。
・プローブを縦にあてて児頭の高さを評価する（児頭先進部が恥骨結合下縁の高さ：St − 2.5 〜 3，その 3cm 下：St ± 0，progression angle が 135 度（90 度と半分の 45 度）で St ＋ 2)。
・骨盤誘導線に沿って進行していることを確認する。

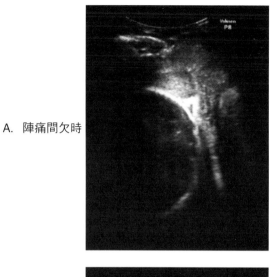
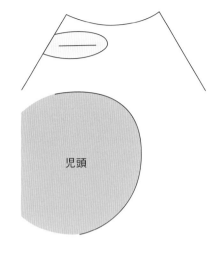

A. 陣痛間欠時

児頭

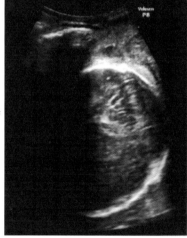
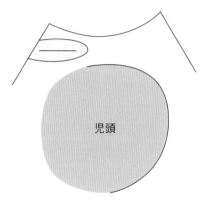

B. 陣痛発作時

児頭

図 79　陣痛による児頭の移動

A：陣痛間欠時の児頭
B：陣痛発作時の児頭
発作時に児頭が画面上斜め右方向に進行していることがわかる。

5 コミュニケーションツールとしての産科超音波検査

Column②（p.9）で述べたように，産科の超音波検査を楽しみにして来院する妊婦や家族は多い。検査を楽しんでもらう必要はない，という意見がある一方，超音波検査を楽しんでもらうことで医療側と妊婦側との良好な関係を構築したい，という考えもある。本項では，助産外来で，コミュニケーションのツールとして超音波検査を利用したいと考える助産師を対象として，いくつかの参考例を提示する。

5-1 留意すべき点

①最初に通常の妊婦外来で順調に経過している例であることを確認する。

②次に胎児心拍，胎位と胎勢，胎児の大きさ，羊水量を評価し，異常がないことを確認する。この段階で，「心臓が動いているのが見えます，これが頭です，大きさは正常範囲です，羊水の量は問題ありません」など一つひとつ説明しながら施行すると漏れがなくまた親切である。

③超音波の安全性に配慮する（「1-3 超音波の安全性」p.5）。通常の B モードの安全性は高いが，それでも長時間の観察は避けたほうがよい。私見であるが，30分以上は明らかに長すぎる。「短時間の超音波検査は問題ありませんが，長時間の検査についての安全性はよくわからない点もあるようです」と伝えると，ほとんどの人は長く見たいとは思わないだろう。またカラードプラ，パルスドプラ法は超音波強度が大きいので避けるべきである。3 次元，4 次元超音波検査は通常の B モードと同様に考える。

④妊娠 22 週未満で胎児の性別を伝えることを控える。日本国内では性別を理由に中絶を選択する人は少ないと思われるが，現実に性別を理由とした中絶が世界には存在する。無用なトラブルを起こし得るし，より週数が進行しているほうが実際の観察も容易で確実である。聞かれたら「まだ性別を見る時期としては早すぎますね」と言えば十分である。

⑤超音波画像を見せることが親子関係をよくするという意見もあるが，科学的な根拠はない。あまり超音波検査を受けない妊婦に対して，不安や不満を与える可能性があり，配慮が必要である。

5-② 妊娠12週頃から20週頃まで

　妊娠12週頃から経腹超音波検査が可能となる。また妊娠20週ころまでは超音波画面に胎児の全体像がおさまるため，一般の人にも説明の必要がない程度にわかりやすい像を見せることができる（図80）。手もはっきりと描出される（図81）。背骨も一般の人にとってわかりやすい（図82）。またこの時期は胎児が動いていることが多い。全身，あるいは手や足だけを動かしているのも観察される。まだ胎動を感じていない妊婦にとっては，嬉しい驚きのようである。

5-③ 妊娠20週頃以降

　胎児が大きくなると超音波画像に全体像が入りきらなくなるため，一般の人にはかえってわかりにくくなる。超音波のプローブを見せて，「赤ちゃんがこの装置(プローブ)には入りきらない大きさになっています」と言うと理解してもらえる。全体像ではなくそれぞれの部分を見てもらうことになる。

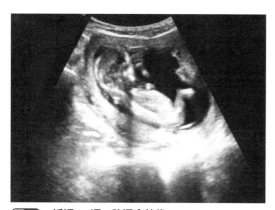

図80 妊娠13週，胎児全体像

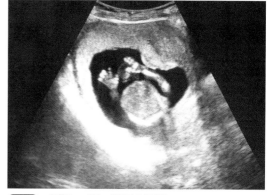

図81 妊娠15週，胎児の両手

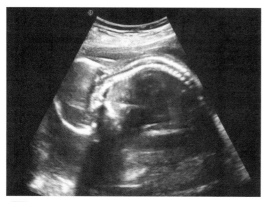

図82 妊娠20週，胎児の背骨

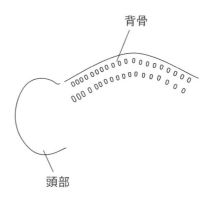

背骨

頭部

1. 顔の見方

　妊婦や家族が最も見たがるのは顔である。顔は側面からのもの（横顔），正面から見たもの，斜めから見たものなどの像がある。

　横顔の見方を**図83**に示す。超音波のビームを顔の正中にあてる（剣道の面と同じ断面**図83A**）と横顔の輪郭が画像になる（**図83B**：正中の像）。この像は正確に

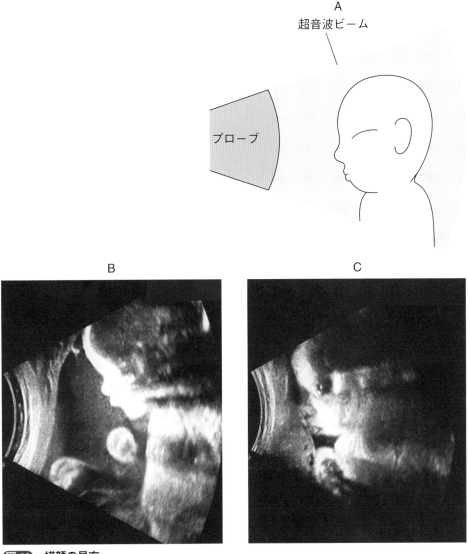

図83　**横顔の見方**
A：実際の操作
B：正中
C：正中よりやや眼球側

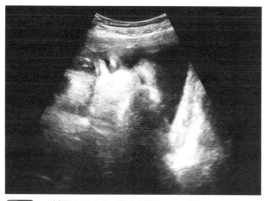

まぶたを閉じている

図84 胎児はほとんど目を閉じている

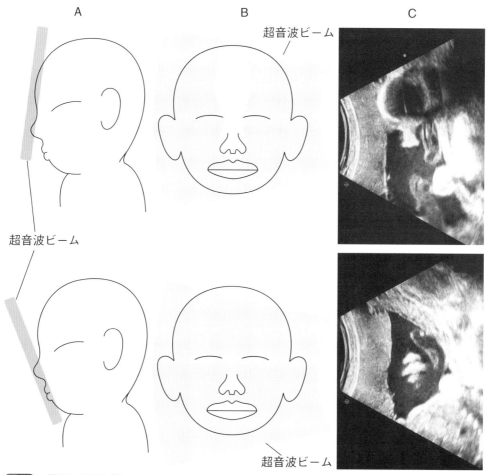

図85 正面から見た顔

A：横から見た超音波ビームと顔の関係
B：正面から見た超音波ビームと顔の関係
C：超音波像

は断面であり横顔ではない。少し斜めにずらすと眼球の断面が現れるため，より顔らしく見える（**図83C**：正中よりやや眼球側の像）。眼球を動かしているのが観察されることもあり，「目を動かしています，目が動かせるということですね」などと言って見せてあげると喜ぶ人が多い。「目をあけているのですか？」と聞く人がいるが，断面をみているのであり，実際には**図84**のようにまぶたを閉じている。

　正面からの見方を**図85**に示す。顔は弯曲しているため，Bモードでのまっすぐな面では顔全体の表面像を綺麗に描写することはできない（**図85A**：横から見た超音波ビームと顔の関係）。そのため，額から鼻のあたりまでの上半分の像か，鼻から唇にかけての下半分の像になる。**図85B, C**に示すように，それぞれの像ともに飛び出している部分が描写されることになる。顔全体の表面像を描写するためには3Dの表面表示が有効である。下半分の像や，横顔の像では口を動かしているのが観察されることがあり，見せてあげると喜ばれる。

　顔はいつもよく見えるとは限らない。胎児の手は顔の前にあることが多く，顔を見る妨げになる。また胎児がうつぶせであると，顔は見えない。こういった場合，筆者は耳を描写することが多い（**図86**）。うつぶせで耳は描写しやすい。顔が見えなくても，喜んでもらえることが多く，また胎児がうつぶせであることを納得してもらえる。逆に完全にあおむけの場合も顔は見にくいが，この場合も耳を描写する方法は有効である。

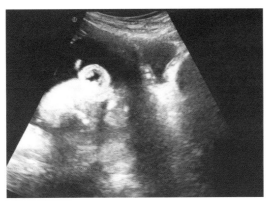 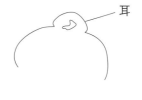

図86　胎児の耳（妊娠28週）

2. 性別の見方

　図87のような断面で外陰部を観察することが多い。男児の場合は一般の人にもわかりやすい（図88）。勃起しているのが観察されることもある（図88B）。女児の場合は一般の人にはややわかりにくい像となる（図89）。子宮が明瞭に観察

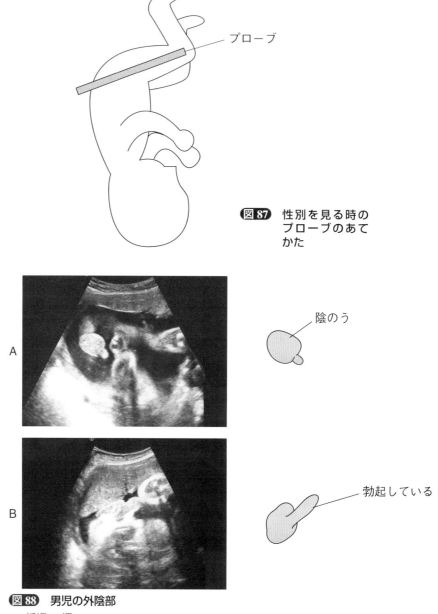

図87　性別を見る時のプローブのあてかた

プローブ

陰のう

勃起している

A

B

図88　男児の外陰部
A：妊娠28週
B：妊娠37週

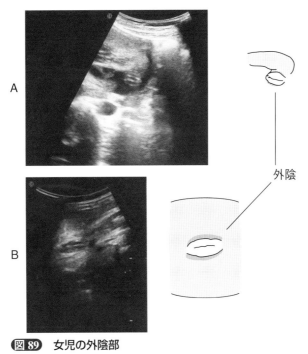

図 89 女児の外陰部

A：妊娠 28 週
B：妊娠 36 週

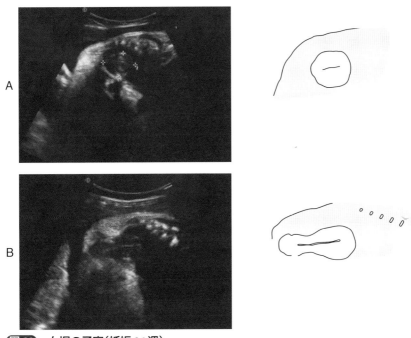

図 90 女児の子宮（妊娠 36 週）

A：子宮体部横断像
B：子宮縦断像

されることもある（**図90**）。「これは子宮です。赤ちゃんの赤ちゃん，つまりお孫さんが育つところです」などと言ってあげると夢が広がるかもしれない。

3. その他

　手足（**図91**）はわかりやすい像が得られる。いずれも断面であることを意識して描出するのがコツである。髪の毛も喜んでもらえる像である。頭部の周囲の高輝度の点状あるいは線状エコーとして描出される（**図92**）。像を楽しむというより，赤ちゃんに髪の毛が生えているということに嬉しい驚きを感じるようである。胃泡は腹部にある屈曲した楕円形の無エコーとして見られるが，わりと目立つので，「あの黒い丸いのはなんですか？」と聞かれることが多い。胃であることを説明すると感心する人が多い（胃泡については「3-5 胎児の大きさ　2.腹部の計測法」p.43 参照）。

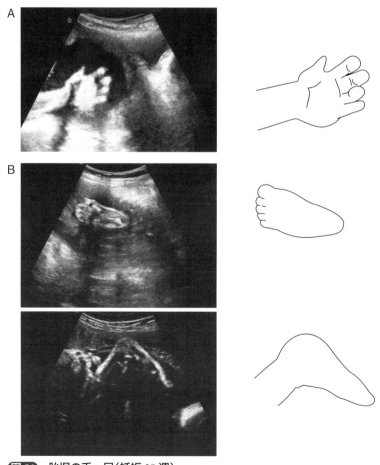

図91　胎児の手・足（妊娠 28 週）
A：手，B：足

4. 3D, 4D の見方 （「3-11 3次元超音波」（p.71）参照）

　助産師は 3D 用の超音波機器を使用させてもらえない医療機関が多いようだが, パルスドプラやカラードプラと比較して, 超音波強度が大きいわけでなく, 特に表面表示はコミュニケーションのツールとしては優れているので, 機会があれば使用させてもらうとよい。特に手技も難しいものではない。以下に一例を示す。

　3D 用のやや大きいプローブを使用する。（ボルソン E シリーズという機種の場合）3D, 次いで surface というスイッチを押すと, 曲線で表面表示される範囲が示される（図 93A）。見たい場所と曲線の間に羊水腔が存在するように画面を調節する。その後スタートのスイッチを押すと, 図の曲線側から見た表面が表示される。

　顔の正面が見たい場合は, 図 93A のように横顔の断面を描出, 曲線と顔の間に羊水腔を確保し, スタートのスイッチを押すと図 93B のように顔の正面が表示される。表情の変化などを見たい場合は 4D のスイッチを押すと, 時間による変化が観察される。

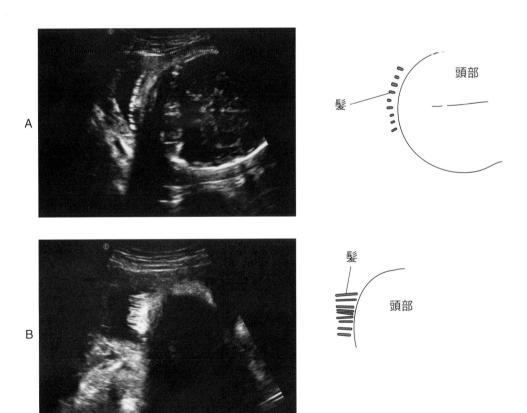

図 92　胎児の髪（妊娠 32 週）
A：点状エコー, B：線状エコー

A

B

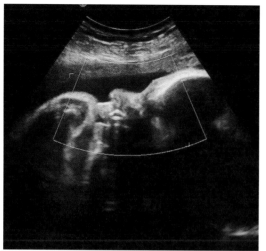
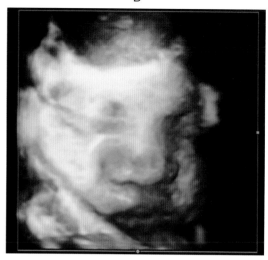

図93 3D 胎児の顔（妊娠 32 週）
A：B モードでの横顔。3D 表示される領域が台形様に示されている。
B：3D での正面像

Column ④

● ● ● 倫理の問題 ● ● ●

　生殖や産科領域では倫理の問題がよく議論される。いつからが生命の始まりで権利が生じるかという一見科学的な議論があり，受精した時，着床した時，母体の外で生きられる可能性が出てくる妊娠 22 週からなどと混乱している。しかしもともと生命は連続しているので，いつが始まりかといえば何億年も昔からだというのも一つの答えである。顕微鏡で精子を観察している人が，「元気に動いています」と言うのを聞くとまさに生命である。精子が人間の生命で大切にする必要があるとなると，1 回の射精で日本の人口の半分程度の人間を誕生させなければならなくなる。

　積極的にダウン症の胎児を見つけようとする体制の国がある。そういう国の人に鯨を食べるのは野蛮だとか言われると，少しむっとするが，もともと価値は人の頭の中で感情をベースとして生まれるので，どちらが正しいということに客観性はない。最近，無脳児の臓器が移植に提供されたという話があり，最初はおぞましいと感じたが，親が「この子が人の役に立っていると思うと悲しみが癒される」というのを聞くと，そういう考え方もあるのかと思う。

　科学は価値を扱わない。太陽は月より大きいとはいうが，太陽が偉いとはいわない。すべての価値は人の頭の中で生まれたものである。学会というのは基本的に科学によるものであるため，倫理的な価値の問題を扱っても，なかなかうまくいかないのは当然である。結局，多くの人のさまざまな価値観を総合して常識的な判断というものを下すしかないのだろう。

●参考文献●

1）Ang J ESBC, Gluncic V, Duque A, et al：Prenatal exposure to ultrasound waves impacts neuronal migration in mice. PNAS 2006；103：12903.

2）Bioeffect committee of the American Institute of Ultrasound in Medicine：American institute of ultrasound in medicine consensus report on potential bioeffects of diagnostic ultrasound. J Ultrasound Med 2008；27：503.

3）日本超音波医学会：診断用超音波の安全性に関する見解. 超音波医学 1984；11：41.

4）Ahmed AA, Tom BD, Calabrese P：Ectopic pregnancy and the pseudo-sac. Fetil Steril 2004：81：1225.

5）日本産科婦人科学会, 日本産婦人科医会：産婦人科診療ガイドライン－産科編 2020. p 43-44, 2020.

6）Wood SL, St Onge R, Connors G, et al：Evaluation of the twin peak or lambda sign in determining chorionicity in multiple pregnancy. Obstet Gynecol 1996；88：6-9.

7）日本超音波医学会：超音波胎児計測の標準化と日本人の基準値. 超音波医学 2003：30：J415.

8）篠塚憲男, 升田春夫, 香川秀之・他：超音波計測における基準値の作成. 超音波医学 1996；23：877.

9）Shinozuka N, Okai T, Kozuma S, et al：Formulas for fetal weight estimation by ultrasound measurements based on neonatal specific gravities and volumes. Am J Obstet Gynecol 1987；157：1140.

10）Manning FA, Platt LD, Sipos L：Antepartum fetal evaluation：Development of a fetal biophysical profile. Am J Obstet Gynecol 1980；136：797.

11）Baba K, Okai T, Kozuma S, et al：Real time processable three-dimensional ultrasound in obstetrics. Radiology 1997；203：571.

練 習 問 題

超音波検査の基礎

問1 産科における通常の超音波検査の特徴を示す組み合わせはどれか。

    a. パルス波　　透過法　Ｂモード法

    b. 連続波　　　反射法　Ａモード法

    c. パルス波　　反射法　Ｂモード法

    d. 連続波　　　透過法　Ａモード法

    e. 衝撃波　　　反射法　Ｂモード法

問2 下記のa～eのうち，誤った記述はどれか。

    a. 1秒間に振動する数が周波数である

    b. 産科診断に使用する超音波は数百万ヘルツである

    c. 1MHz は百万ヘルツである

    d. 周波数が低いほど，解像度が上がる

    e. 画像診断用の超音波は空気を通過しない

問3 超音波の生体作用について正しいものを2つ選べ。

    a. 診断用超音波の安全性は 100％保証されている

    b. 加熱作用は血流の影響を受ける

    c. 超音波造影剤はキャビテーションの閾値を下げる

    d. キャビテーションの起こりやすさは超音波の時間平均的なエネルギーで決定される

    e. 妊娠初期のパルスドプラによる血流計測は積極的に行うべきである

問4 Ｂモード画像について正しいものを2つ選べ。

    a. 高輝度な部分は固体である

    b. 超音波が反射しない部分は低輝度になる

    c. 輝度の強さは硬さを反映している

    d. 電子スキャン方式が多い

    e. 生体内のガスの観察に適している

妊娠初期の超音波検査

問5 経腟超音波の特徴として誤ったものはどれか。

　　a. 尿をためる必要がない

　　b. 解像度がよい

　　c. 妊娠初期の検査で多用される

　　d. 頸管の観察に優れている

　　e. 羊水量を評価するのに適している

問6 超音波検査における表示法について正しいものを2つ選べ。

　　a. 経腟超音波では，画面上プローブが床を向いているように表示される

　　b. 経腹超音波の横断像は，画面の右側が妊婦の右側である

　　c. 経腟超音波では画面は円状である

　　d. 経腹超音波の縦断像では，画面の右側が妊婦の頭側である

　　e. 前傾子宮の前腔円蓋にプローブを挿入した縦断像では，体部が左に表示される

問7 経腟超音波検査で胎児心拍動を認め，胎児頭殿長が2cmであった場合，推定される妊娠週数はどれか。

　　a. 7週　　　b. 9週　　　c. 11週　　　d. 13週　　　e. 15週

問8 妊娠初期の超音波検査について正しいものを2つ選べ。

　　a. 胎児より卵黄嚢が早期に観察される

　　b. 妊娠反応陽性で子宮内に胎嚢が見えなければ子宮外妊娠（異所性妊娠）である

　　c. 胎児が見えても心拍が見えなければ流産である

　　d. 子宮内の胎嚢様のものが1週間大きくならなければ偽胎嚢である

　　e. 妊娠9週で胎児が動いた場合は異常である

問9 超音波検査による妊娠週数の修正について正しいものはどれか。2つ選べ。

　　a. 排卵日がはっきりしているが，胎児の大きさで週数を決定した

　　b. 修正するようになって過期妊娠は減少した

　　c. 最終月経から算出した週数にしては胎児が小さいので4日分修正した

　　d. 妊娠14週で，CRLによって修正した

　　e. 妊娠28週で，BPDによって修正した

問10 稽留流産の診断で正しいものはどれか。

    a. 早期に診断することが最も重要である

    b. 最終月経から算出して妊娠 6 週で児の心拍が見えなければ，流産と診断する

    c. CRL2cm で心拍が見えない場合，流産と診断する

    d. 出血がなければ流産ではない

    e. 卵黄嚢の大きさが 1 週間変化しない場合，流産と診断する

問11 正しいものを 2 つ選べ。

    a. 体外受精による内外同時妊娠は自然妊娠よりさらに少ない

    b. 胎嚢内に卵黄嚢があれば偽胎嚢ではないと判断できる

    c. 妊娠反応が陽性となって 2 週間たっても胎嚢が子宮内に見えなければ異常所見である

    d. 卵巣内に胎嚢に似た構造を認めたら卵巣妊娠と診断する

    e. 尿中 hCG が 2,000 IU/L で子宮内に胎嚢が見えない場合，chemical abortion である

問12 双胎の超音波像について誤っているものを 2 つ選べ。

    a. 性別が異なれば 2 絨毛膜性と判断できる

    b. 妊娠初期に胎嚢が 2 つあり，それぞれに胎児を認めれば 2 絨毛膜性と判断できる

    c. Twin peak sign は 2 絨毛膜性双胎のサインである

    d. 妊娠 20 週で胎盤が 1 つの場合，1 絨毛膜性と判断できる

    e. 妊娠 7 週で両児の間に隔壁が見えなければ 1 羊膜性と判断できる

問13 NT（nuchal translucency）について正しいものを 2 つ選べ。

    a. 異常所見である

    b. 頸部の横断像で計測する

    c. 厚い場合，染色体異常の頻度が高い

    d. 厚い場合，先天性心疾患の頻度が高い

    e. 染色体異常の確定診断ができる

妊娠中・後期の超音波検査

問14 腹部からの超音波検査について正しいものを 2 つ選べ。

a. 検査中に妊婦が気分不快を訴えたら，まず深呼吸を促す

b. 妊娠 20 週の検査では，膀胱内に尿をためる必要がある

c. ゼリーの塗布は皮膚を保護するためである

d. 横断像は足方から見たイメージである

e. 縦断像は右から見たイメージである

問15 誤っているものはどれか。

a. 胎児の心拍数は成人の 2 倍程度である

b. 胎児の頭が妊婦の足方にない場合，骨盤位と診断できる

c. 胎児は通常の場合，屈位である

d. 胎児の一過性の不整脈は問題のないことが多い

e. 肥満した妊婦は超音波画像の質が落ちる

問16 児頭大横径(BPD)の正しい測定法を 3 つ選べ。

a. 児頭の縦断像で測定する

b. 正中線エコーが頭部の中央に位置するようにする

c. 透明中隔腔を描出する

d. プローブに近い頭蓋骨の外側から対側の頭蓋骨の内側までを測定する

e. 正中線エコーを画面上，斜め 45 度に傾ける

問17 胎児躯幹の正しい測定法を 2 つ選べ。

a. 大動脈に直交する横断像を描出する

b. 腎臓の中心部が描出されるようにする

c. 臍静脈全体が描出されるようにする

d. 周囲長(AC)の測定は外周を選ぶ

e. 胃が見えない画面を描出する

問18 胎児大腿骨長(FL)の正しい測定法を 2 つ選べ。

a. 軟骨も含めて測定する

b. 大腿骨を画面上なるべく水平にする

c. 2 本の骨が平行に走行していることを確認する

d. 骨化部位の遠位から近位までで，中央同士を測定する

e. 骨核を含めて測定する

問19 胎児の推定体重について誤っているものを2つ選べ。

a. 新生児の出生体重をもとにした標準曲線を基準として大きさを判定すべきである

b. 推定体重の誤差は約1%である

c. 大きさの変化は重要である

d. 妊娠中期以降に何週相当の大きさであるというのはあまり適切な説明ではない

e. 児頭大横径，大腿骨長，腹部の横断像の計測値から胎児の体重が推定される

問20 羊水量の測定について正しいものはどれか。

a. 予定日ごろに最大量となる

b. 羊水ポケット0.5 cmは正常所見である

c. AFIを測定する場合，プローブを子宮壁に対して垂直にする

d. 双胎間輸血症候群の受血児は羊水過小になる

e. AFI 30 cmは羊水過多である

問21 胎盤の超音波検査について正しいものはどれか。

a. 胎盤の超音波所見で胎児の成熟度が推定可能である

b. 常位胎盤早期剥離は胎盤の超音波所見のみで診断可能である

c. 前置胎盤の診断には，経腹法より経腟法が有効である

d. 超音波による癒着胎盤の診断精度は高い

e. placental migrationは，胎盤自体が移動して内子宮口から離れる現象である

問22 臍帯の超音波検査について正しいものを2つ選べ。

a. 臍帯巻絡を認めた場合は入院が必要である

b. 臍帯の捻転は異常所見である

c. 臍帯が内子宮口上を走行するのはハイリスクである

d. カラードプラでは動脈が赤く表示される

e. 単一臍帯動脈は専門医などにコンサルトすることが望ましい

問23 胎盤，臍帯，羊水の超音波像で誤っているものはどれか。

a. 胎盤は子宮筋層より高輝度である

b. 羊水腔は低輝度である

c. 臍帯の血管は3本である

d. 胎児の上部消化管閉塞では羊水過小となる

e. 妊娠早期に低位と思われた胎盤の位置が正常であることはよくある

問24 所見として異常なものはどれか。

    a. 妊娠 40 週で BPD 9 cm

    b. 妊娠 40 週で FL 7 cm

    c. 妊娠 30 週で胎盤の厚さが 3 cm

    d. 妊娠 30 週で胎児推定体重が 2,000 g

    e. 妊娠 32 週で AFI 13 cm

問25 経腟法による頸管の検査で誤っているものを 2 つ選べ。

    a. 妊娠 28 週で頸管長 2 cm は正常所見である

    b. 頸管腺領域は通常低輝度エコーである

    c. 頸管腺領域の最も子宮体部寄りの点が産科学的内子宮口である

    d. 短縮している頸管は直線状のことが多い

    e. プローブをなるべく深く挿入したほうが，頸管長を正確に測定できる

問26 パルスドプラ法について誤っているものを 2 つ選べ。

    a. 照射された超音波が，近づく血球に反射されると，周波数が増加する

    b. 周波数の変化は超音波ビームの方向と血流の方向がなす角度に依存する

    c. 臍帯動脈血流速度を正確に測定することは容易である

    d. pulsatility index の分母は平均周波数偏移である

    e. resistance index が高いことは，血流が流れやすいことを意味する

問27 血流計測について誤っているものを 2 つ選べ。

    a. 臍帯動脈の血流波形の RI，PI は妊娠の進行により低下する

    b. 妊娠 20 週で臍帯動脈の拡張期血流を認めないのは異常所見である

    c. 胎児の中大脳動脈の血流量が増加していることは胎内環境がよいことを示している

    d. 妊娠中期の子宮動脈は拡張期のノッチを認めないのが正常所見である

    e. 胎児が貧血になると中大脳動脈の血流速度が遅くなる

問28 Biological profiling score に含まれない項目はどれか。

    a. 胎児の呼吸様運動

    b. 大きい胎動

    c. 眼球運動

    d. 筋緊張

    e. 羊水量

胎児の状態として好ましくないと思われる所見を2つ選べ。

    a. 臍帯動脈の RI が高い

    b. 胎児の中大脳動脈の RI が低い

    c. 胎児の呼吸様運動を認める

    d. 筋緊張がある

    e. 羊水の最大ポケットが4 cm

問30　3次元超音波の特徴で正しいものを2つ選べ。

    a. 胎児の推定体重をより正確に算出できる

    b. 胎児の顔がわかりやすい

    c. B モードより強力な超音波が照射されている

    d. 超音波ビームと直交する断層像が観察できる

    e. 前置胎盤の診断に有用である

経会陰超音波検査

問31　妊娠中の経会陰法で正しいものを2つ選べ。

    a. 経腟用のプローブを使用する

    b. 女性の立ち会いなく男性医師単独で検査してよい

    c. プローブを外陰部に縦に接触させる

    d. 頸管の観察には適さない

    e. 恥骨結合を画面上左上方で水平に描出する

問32　妊娠中の経会陰法で正しいものを2つ選べ。

    a. 内診の回数を減らすことができる

    b. 児頭が下降しているかどうかはわからない

    c. 前置胎盤の診断には経腟法が優れている

    d. 児頭大横径が測定できる

    e. ゼリーは不要である

問33　分娩時の経会陰法で正しいものを2つ選べ。

    a. HPD を測定する場合，プローブを外陰部に横にあてる

    b. 経腹法の併用は不要である

    c. 矢状縫合は母体の外陰側から見た表示になる

    d. 坐骨棘が見える

    e. HPD は外陰部から産瘤先端までの距離である

問34 分娩時の経会陰法で正しいものを2つ選べ。

    a. PA を測定する場合，プローブを外陰部に横にあてる

    b. 恥骨結合下縁の高さから画面上 3cm 右側を坐骨棘の高さとする

    c. PA が 90 度の場合，Station −2.5 〜 3.0 相当と推測する

    d. 経腟用のプローブを使用する

    e. PA 135 度で Station ＋4 相当である

問35 分娩時の経会陰法で正しいものを2つ選べ。

    a. PA の測定には産瘤の先端を用いる

    b. 鉗子分娩や吸引分娩施行時の情報として重要ではない

    c. 児頭は画面上右上方向に骨盤内に陥入してくる

    d. Station がプラスを超えたあたりから児頭は画面上右上に進行する

    e. 陣痛間欠時と発作時の児頭の動きは重要な情報である

コミュニケーションツールとしての産科超音波検査

問36 正しいものを2つ選べ。

    a. 楽しむために長時間顔を観察する

    b. 超音波検査をみせることが親子関係を改善することが証明されている

    c. 妊娠 22 週以前に積極的に性別を告知する

    d. 髪の毛が見える場合がある

    e. 顔全体を見るためには3次元の表面表示が有効である

解　答

超音波検査の基礎

問 1 : c

「1-2 超音波検査法の原理」の項を参照。パルス超音波の反射法をスキャンし，B モード画像を作成している。

問 2 : d

「1-1 超音波とは」の項を参照。d：周波数が高いほど，解像度が上がる。

問 3 : b, c

「1-3 超音波の安全性」の項を参照。a：B モードを中心とした短時間の検査の安全性は疫学的に確認されているが，無制限の使用を認めているわけではない。d：キャビテーションは瞬間的な最大の負圧に依存する。e：パルスドプラは超音波強度が大きいので，妊娠初期には慎重であるべき。

問 4 : b, d

「1-2 超音波検査法の原理」の項を参照。a，c：輝度の強さは超音波の反射の強さを反映しており，固体であるとは限らない。e：診断用超音波は気体を通過できず，観察には不適当。

妊娠初期の超音波検査

問 5 : e

「1-4 経腟法，経腹法および経会陰法」の項を参照。e：羊水量は子宮内全体を観察する必要があり，経腹超音波で行う。

問 6 : a, e

「2-1 妊娠初期の超音波検査を理解するために　1．経腟法の実際」と「3-1 腹部超音波法の実際」の項を参照。b，d：経腹超音波の横断像は足方から見たイメージなので，画面の右側は妊婦の左側，また縦断像では画面の左側が妊婦の頭側。c：経腟超音波の画面は扇状。

問 7：b

「2-3 胎児の大きさと妊娠週数」の項を参照。CRL は 9 週で 2 cm。

問 8：a，c

「2-2 妊娠初期の正常所見」「2-4 稽留流産」「2-5 異所性妊娠(子宮外妊娠)」の項を参照。b：初期の子宮内妊娠，chemical abortion でも妊娠反応陽性で胎囊が見えないことがある。d：流産でも胎囊は大きくならない。e：妊娠 9 週で胎児の動きは認められる。

問 9：b，c

「2-3 胎児の大きさと妊娠週数」の項を参照。a：排卵日がはっきりしている場合は排卵日から週数を決定すべき。d：妊娠 14 週は BPD で修正すべき。e：妊娠 28 週では個体差が大きく，児の大きさで週数を決定できない。

問10：c

「2-4 稽留流産」の項を参照。a：早期に診断するより，確実に診断することが重要。b：最終月経からの算出では不正確な場合がある。d：流産の状態でありながら無症状で留まっているのが稽留流産である。e：卵黄囊の大きさはもともと大きく変化しない。

問11：b，c

「2-2 妊娠初期の正常所見」「2-5 異所性妊娠(子宮外妊娠)」の項を参照。a：自然妊娠での内外同時妊娠は非常にまれ。体外受精では少し増加する。c：妊娠反応が陽性になるのは 3 週の終わりから。5 週の終わりに胎囊が見えないのは異常である。d：黄体が胎囊に似た像を呈することがある。e：尿中 hCG が 1,000 IU/L 以上で子宮内に胎囊が見えなければ子宮外妊娠(異所性妊娠)を疑う必要がある。

問12：d，e

「2-7 双胎妊娠」の項を参照。d：妊娠 20 週ではもともと 2 つの胎盤でも接している場合は 1 つに見える。e：妊娠 8 週以前は羊膜が見えないことがあり，判定には適さない。

問13：c，d

「2-8 胎児の後頸部浮腫」の項を参照。b：縦断像で計測する。e：確定診断はできない。確率が出るだけである。

問14：d, e

「3-1 腹部超音波の実際」の項を参照。a：仰臥位低血圧症候群であり，まず側臥位になってもらう。b：大きくなった子宮が腸管を上方に圧排してくれるので，尿をためる必要はない。c：ゼリーは滑りやすくするためと，空気が入らないようにするためのもの。

問15：b

「3-3 胎児の心拍」「3-4 胎位と胎勢」の項を参照。b：横位の場合もある。e：厚い脂肪により超音波が吸収，散乱し画像の質が落ちる。

問16：b, c, d

「3-5 胎児の大きさ　1. 頭部の計測法」の項を参照。a：児頭の横断像で測定する。e：正中線エコーを画面上水平にすることが望ましい。

問17：a, d

「3-5 胎児の大きさ　2. 腹部の計測法」の項を参照。b：腎臓の中心では足方すぎる。c：臍静脈全体が描出されるのは斜めの断面である。e：胃の見える断面で正しい。

問18：b, d

「3-5 胎児の大きさ　3. 大腿骨の計測法」の項を参照。a：骨化した部分のみを測定する。c：大腿部は骨が1本。2本の骨が見える場合は，下腿または前腕の可能性がある。e：骨核は測定に含めない。

問19：a, b

「3-5 胎児の大きさ　4. 胎児の推定体重，5. 測定値の解釈について」の項を参照。a：現在は胎児体重標準曲線が推奨されている。b：1割，すなわち10％程度の誤差がある。d：何番目くらいですという説明のほうが適当。

問20：e

「3-6 羊水量」の項を参照。a：妊娠32週頃が最大。b：羊水過小が疑われる。c：床面に対して垂直にする。d：羊水過多になる。

問21：c

「3-7 胎盤，臍帯　1．胎盤」「3-8 頸管周辺部　3．前置胎盤，低位胎盤」の項を参照。a：試みられたが実用化されていない。b：総合的な診断が重要。d：ある程度疑いをもつことはできるが，正確な診断は困難。e：子宮峡部が伸びるために移動して見える。

問22：c，e

「3-7 胎盤，臍帯　2．臍帯」の項を参照。a：臍帯巻絡の頻度は高く，すべてを入院させることは現実的でない。b：軽く捻転しているのが正常。d：プローブに近づく血流が赤く表示される。

問23：d

「3-6 羊水量」「3-7 胎盤，臍帯」の項を参照。d：羊水過多になる。

問24：d

「3-5 胎児の大きさ」「3-6 羊水量」「3-7 胎盤，臍帯」の項を参照。d：胎児は妊娠 30 週で約 1,500 g。

問25：a，e

「3-8 頸管周辺部　1．頸管長」の項を参照。a：妊娠中期の頸管は平均 4 cm。e：浅く挿入したほうが正確な測定ができる。

問26：c，e

「3-9 血流評価」の項を参照。c：三次元的な臍帯血流の方向と超音波ビームのなす角度を正確に測定することは困難なため，速度を正確に測定することも困難。e：RI が高いことは抵抗が高いことを示唆し，血流が流れにくいと考えられる。

問27：c，e

「3-9 血流評価」の項を参照。c：胎児がよくない胎内環境に適応しようとしていると考えられる。e：胎児の貧血では中大脳動脈の血流が早くなる。

問28：c

「3-10 胎児の健常性の評価」の項を参照。c：眼球運動は含まれない。

問29：a，b

「3-9 血流評価」「3-10 胎児の健常性の評価」の項を参照。c：呼吸様運動は胎児が元気であることのサインのひとつ。d：正常な胎児は筋緊張がある。e：羊水ポケット4cm は正常。

問30：b，d

「3-11　3 次元超音波」の項を参照。a：将来的には可能かもしれないが，現状で実用化されていない。c：超音波自体は通常の B モードと同じ。e：前置胎盤の診断は経腟超音波検査が有用。

経会陰超音波検査

問31：c，e

a：プローブは経腹法と同じものを使用できる。d：頸管長程度であれば十分に測定可能。

問32：a，c

b：児頭の先端が恥骨結合の下縁の高さであれば Station − 2.5 〜 3.0 相当。c：胎盤の位置が低いことを推測可能な場合があるが，前置胎盤を診断するためには経腟法が必要。d：測定できない。

問33：a，c

b：経腹法と経会陰法を併用して児頭の回旋を推定する。d：坐骨棘の同定は困難。e：外陰から児頭の骨表面までの距離。

問34：b，c

a：プローブを外陰に縦にあてる。e：PA135 度（直角プラスその半分の 45 度）でおよそ Station ＋ 2 相当。

問35：d，e

a：児頭の骨の表面を用いる。c：骨盤内に陥入する場合は画面上水平方向右に進行。e：陣痛発作時に児頭の進行する方向は重要。

コミュニケーションツールとしての産科超音波検査

問36：d, e

　　a：診断用超音波にも生体作用がある。b：科学的な根拠はない。c：性別を理由とした中絶が存在する。

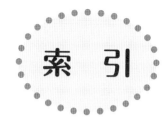

索引

••和 文••

おわりに

　産科の超音波検査について，正常所見と比較的よく遭遇する異常所見を中心に解説しました。第2版から妊婦や家族が産科超音波検査を楽しみにしているという期待に応えるため，「コミュニケーションツールとしての産科超音波検査」を追加し，さらに今回の第3版から「経会陰超音波検査」を追加しました。経会陰超音波検査は比較的新しい手法ですが，経腹超音波検査と比較しても手技が容易です。さらに助産師向きの検査なので，超音波検査に興味のある助産師は，分娩時の経会陰超音波検査から始めてみてもよいかもしれません。最後に練習問題があります。項目ごとに分類してあります。受験勉強などで経験していると思いますが，問題をやるとやらないとでは理解の確実性が格段に違います。基本的な知識に自信がない項目については，気が進まないでしょうが，ぜひ，なんとかやってみてください。後悔はしないと思います。

　本書に書かれた内容をきちんとマスターすれば，リスクの高くない一般妊婦を対象とした超音波検査としては，十分に信頼できるレベルに達しているといってよいでしょう。

　本書が，現在，危機に瀕しているといわれる周産期医療にとって助けとなり，妊婦や赤ちゃんの健康に少しでも寄与できれば幸いです。

梁　栄治

著者紹介

梁 栄治〔Eiji Ryo〕

昭和59年3月	信州大学医学部卒業
昭和59年6月	東京大学医学部附属病院医員（愛育病院, 日立総合病院, 浅間総合病院出張）
平成元年7月	東京大学医学部附属病院助手（埼玉県立がんセンター, 東京厚生年金病院出張）
平成8年10月	武蔵野赤十字病院副部長
平成12年4月	日本赤十字社医療センター副部長
平成14年4月	帝京大学医学部講師
平成18年10月	帝京大学医学部准教授
平成25年1月	帝京大学医学部教授

令和3年3月現在
　博士（医学）
　日本超音波医学会専門医
　日本超音波医学会指導医
　日本産科婦人科学会専門医
　母体保護法指定医

助産師と研修医のための産科超音波検査
改訂第 3 版

ISBN978-4-7878-2503-2

2021 年 5 月 1 日　改訂第 3 版第 1 刷発行

2010 年 11 月 1 日　初版第 1 刷発行
2014 年 1 月10日　初版第 2 刷発行
2015 年 9 月10日　改訂第 2 版第 1 刷発行

著　　　者	梁　栄治	
発　行　者	藤実彰一	
発　行　所	株式会社　診断と治療社	
	〒100-0014　東京都千代田区永田町 2-14-2　山王グランドビル 4 階	
	TEL　03-3580-2750(編集)　03-3580-2770(営業)	
	FAX　03-3580-2776	
	E-mail：hen@shindan.co.jp(編集)	
	eigyobu@shindan.co.jp(営業)	
	URL：http://www.shindan.co.jp/	
表紙デザイン	長谷川真由美	
印刷・製本	広研印刷　株式会社	

© Eiji RYO, 2021. Printed in Japan.　　　　　　　　　　　　　　[検印省略]
乱丁・落丁の場合はお取り替えいたします.